Le bébé de Vienne

*

Pour le bonheur d'un secouriste

JC HARROWAY

Le bébé de Vienne

Traduction française de
EVELINE CHARLES

BLANCHE

HARLEQUIN

Collection : Blanche

Titre original :
HER SECRET VALENTINE'S BABY

HARPERCOLLINS FRANCE
83-85, boulevard Vincent-Auriol, 75646 PARIS CEDEX 13
Service Clients — www.harlequin.fr
ISBN 978-2-2805-0790-5 — ISSN 0223-5056

Édité par HarperCollins France.
Composition et mise en pages Nord Compo.
Imprimé en septembre 2024 par CPI Black Print (Barcelone)
en utilisant 100% d'électricité renouvelable.
Dépôt légal : octobre 2024.

FSC
www.fsc.org
MIXTE
Papier issu de sources responsables
FSC® C159065

Pour limiter l'empreinte environnementale de ses livres, HarperCollins France s'engage à n'utiliser que du papier fabriqué à partir de bois provenant de forêts gérées durablement et de manière responsable.

1

Saint-Valentin

Le Dr Sadie Barnes n'était pas d'humeur à supporter le tapage que faisait une bande de célibataires excités au bar de l'hôtel Danube. D'autant plus que c'était la première fois en six ans qu'elle se retrouvait seule à cette occasion...

Elle faillit faire demi-tour, mais elle avait vraiment besoin d'un verre de vin. Et tout de suite !

Tête baissée, elle dépassa le groupe et gagna le bar où elle comptait commander dans son allemand laborieux un gros ballon de vin blanc. Quelque part à Londres, son ex-fiancé célébrait le jour des amoureux avec sa ravissante nouvelle fiancée enceinte, la femme avec qui il avait trompé Sadie.

Un autre soir, elle serait montée directement dans sa chambre, spécialement après une longue journée de conférences sur les progrès en pédiatrie, à l'hôpital situé de l'autre côté de la rue. Au lieu de cela, elle commanda son verre et prit place sur le tabouret le plus éloigné des fêtards.

Pourquoi, lorsqu'on avait été horriblement trahie et humiliée, avait-on tendance à croire que tous les autres êtres humains vivaient une idylle amoureuse ?

Elle remercia le barman qui venait de poser devant elle son verre de vin.

— *Vielen Dank.*

Tout en avalant une gorgée de sauvignon blanc, Sadie s'efforça de chasser de son esprit les promesses trompeuses de Mark. Mieux valait se concentrer sur tout ce qu'elle avait appris dans la journée et retourner à Londres enrichie de nouvelles connaissances médicales.

Une suite d'explosions retentit et une multitude de confettis furent projetés en l'air. Des centaines de petits cœurs roses et rouges se déversaient sur Sadie, qui sursauta.

Elle ne s'était pas aperçue qu'elle avait laissé échapper un grognement exaspéré jusqu'à ce que l'homme qui se trouvait à côté d'elle lui parle.

— Deux soupirs en l'espace d'une minute, c'est beaucoup !

Sadie ne l'avait pas remarqué jusque-là, car il était assis derrière un pilier, comme si lui aussi préférait garder ses distances par rapport aux clients.

— Mais ne vous inquiétez pas, continua-t-il dans un anglais teinté d'un fort accent, ils ont atteint leur maximum, en matière de bruit.

— J'espère bien !

Sadie hocha la tête tout en observant son voisin à travers son verre. Avec ses yeux bleus, ses cheveux sombres et sa carrure athlétique, c'était le genre d'homme qui aurait fait rêver n'importe quelle femme. Mais elle était tellement occupée à se morfondre qu'elle ne l'avait pas remarqué.

— Normalement, ça ne me dérangerait pas, dit-elle avec un soupir, mais j'étais venue pour boire un verre tranquillement.

Un verre qui l'aurait aidée à oublier que cette année, elle ne trouverait pas une enveloppe rouge sur son paillasson, en rentrant chez elle. Chaque année, Mark lui offrait une douzaine de roses, un voyage à Paris ou un dîner aux chandelles, pour célébrer la fête des amoureux. Mais ses grandes déclarations et ses démonstrations d'affection n'étaient que pure comédie. Pour lui, Sadie n'avait été qu'un bouche-trou, en attendant l'élue.

— Moi aussi, dit l'étranger avec un petit sourire en coin qui étira sa belle bouche.

Il leva son verre en signe de solidarité. Comme il s'appuyait au dossier de son siège, il disparut derrière le pilier, montrant clairement qu'il n'avait pas l'intention de lui faire des avances.

Était-ce parce qu'il semblait ne pas être intéressé par un flirt ? Ou parce que ce tapage la renvoyait à sa propre solitude ? Ou encore parce que après la trahison de Mark, elle croyait en avoir fini avec la gent masculine ? Toujours est-il qu'elle eut envie de poursuivre cette conversation anodine.

— Au lieu de cela, reprit-elle, nous sommes coincés parmi des fêtards. Il devrait y avoir une loi qui interdise ce genre de manifestation.

Cette fois, l'inconnu la regarda avec intérêt et lui sourit.

— Plus précisément, une loi qui promulgue l'anticélébration de la Saint-Valentin, répliqua-t-il en lui montrant un poster représentant un cœur festonné qui annonçait l'événement.

— En quoi cela consisterait-il ? demanda Sadie, intriguée. Comme vous avez dû le remarquer, je ne suis pas du coin. Je suis tout juste capable de commander un verre.

Il fit glisser son tabouret de son côté du pilier.

— Pour ma part, je suis tchèque, mais je parle allemand. Permettez-moi de traduire.

Sadie hocha la tête, sous le charme de la voix grave. Maintenant qu'elle voyait de plus près le menton énergique ombré par une barbe de plusieurs jours, le sourire à peine esquissé et l'humour qui scintillait dans les yeux bleus, elle se sentait fondre.

— Il est écrit : « Règles de l'anticélébration de la Saint-Valentin ».

Comme il se penchait pour lire, le parfum épicé de sa lotion après-rasage flotta jusqu'aux narines de Sadie.

Délicieux…

Ce Tchèque sexy devait avoir une dizaine d'années de plus qu'elle, qui en comptait trente-deux. Son sourire creusait de petites rides aux coins de ses yeux et quelques cheveux gris ornaient ses tempes.

Pour la première fois depuis sa rupture, sept mois auparavant, Sadie pouvait s'imaginer flirtant avec un homme. Elle avala une gorgée de vin et lui fit signe de poursuivre la pseudo-traduction.

— Règle numéro un, commença-t-il, vous devez être célibataire.

Il fit une pause, attendant visiblement une réponse.

Était-il en train de flirter avec elle ?

— C'est bon, dit-elle en cochant dans l'air une case imaginaire.

L'homme qui l'aidait à oublier que son ex était un pauvre type lui adressa un sourire espiègle. Elle jeta un coup d'œil à sa main gauche et fut ravie de constater l'absence d'une alliance.

Était-elle en train de flirter avec lui ?

Et qu'est-ce qui l'en empêchait ?

L'inconnu se pencha si près d'elle pour lire qu'une vague d'excitation réveilla son système nerveux.

— Règle numéro deux, reprit-il, vous ne recherchez pas une relation stable.

— Jusque-là, c'est bon, répondit-elle en cochant de nouveau en même temps que lui la case imaginaire.

Leurs regards se retinrent, ce qui suscita dans le ventre de Sadie une envolée de papillons.

Il flirtait avec elle.

— Quelle est la règle numéro trois ? demanda-t-elle.

— Règle numéro trois… pas de… comment dites-vous ?

Sadie fixa la belle bouche en train de prononcer les mots allemands tout en se creusant la cervelle pour calculer le nombre de jours qui s'étaient écoulés depuis qu'elle avait été embrassée pour la dernière fois.

Des jours emplis de doute à l'idée qu'aucun homme ne voudrait d'elle en raison de sa stérilité.

— … pas de coups d'un soir, sauf si vous acceptez de tomber dans le piège des roses rouges, avec tous les risques que cela comporte : cœur brisé et attente devant un téléphone muet.

— Oh !

Déçue, bien qu'elle soit assez d'accord, Sadie ne parvint pas à cocher la case.

— Eh bien… merci pour la traduction.

Elle fixa son verre pour dissimuler sa déception à l'idée que ce flirt n'irait pas plus loin. La dernière règle avait été une douche glacée, ruinant son fantasme de coucher avec un parfait étranger.

Sauf que maintenant, l'idée était gravée dans son esprit.

— Je suis juste venue boire un verre après une longue journée, dit-elle. Je quitte Vienne demain, donc prolonger cette soirée ne serait sans doute pas très sage de ma part. Et vous ? Vous n'avez pas envie de vous joindre à la fête ?

Lorsqu'elle était nerveuse, elle était toujours trop bavarde…

Elle but une gorgée de vin pour s'empêcher de parler, essayant d'oublier que l'espace d'un instant, cet homme l'avait trouvée séduisante.

Il la fixa un instant avec une intensité qui la fit frissonner.

— Je ne suis pas tenté par le piège des roses rouges, dit-il. Toute cette comédie de l'amour est destinée aux gens qui croient trouver la femme ou l'homme de leur vie. Très peu pour moi.

Il haussa les épaules et Sadie décela en lui une tristesse qui ressemblait fort à la sienne. Elle se figea, tandis qu'il fixait sa bouche d'une façon troublante. Est-ce que lui aussi avait envisagé d'enfreindre la règle numéro trois et de coucher avec une inconnue pour rompre sa solitude ?

Elle combattit l'envie absurde de tendre la main pour toucher son bras, afin de le réconforter et d'être réconfortée elle-même. Elle était certaine qu'ils avaient tous les deux des raisons douloureuses d'être seuls ce soir.

— Je ne suis pas tentée non plus, murmura-t-elle.

Un genre différent de tension s'installa entre eux. Galvanisée par le souvenir des excuses et des mensonges de son ex, ainsi que la révélation de sa trahison, elle leva courageusement son verre.

— Félicitons-nous d'en avoir terminé avec la Saint-Valentin.

Certes, elle ne pouvait pas être mère, mais elle n'en était pas moins féminine. Ce bel inconnu l'avait aidée à parvenir à cette conclusion, ce soir. Elle avait une belle vie, un métier qu'elle adorait, une famille et des amis.

— À nous, répliqua-t-il en heurtant légèrement son verre avec le sien.

Les yeux dans les yeux, ils burent une gorgée.

Partagée entre le soulagement que leur flirt n'aille pas plus loin et une agréable frustration, elle soutint son regard.

Elle ne connaissait pas son nom, elle ne le reverrait jamais, pourtant, elle sentait qu'elle avait des affinités avec cet homme intrigant. Et son intuition lui disait qu'il les percevait aussi.

— Eh bien, dit-elle, j'ai été ravie de rencontrer quelqu'un qui partage mon scepticisme envers les romances.

Avec une sorte de regret, elle glissa à bas de son tabouret et lui tendit la main avant de se forcer à s'éloigner. Elle trouvait l'inconnu extrêmement attirant, mais elle n'avait pas fait l'amour avec un autre homme que Mark depuis six ans.

Peut-être devrait-elle le faire...

À cet instant, son ex se trouvait à Londres avec sa fiancée enceinte. Il ne pensait certainement pas à elle.

Se levant à son tour, l'inconnu prit sa main. Le contact de sa paume tiède déclencha une petite secousse dans l'estomac de Sadie.

— Cela a été un plaisir inattendu et la meilleure anticélébration de la Saint-Valentin que j'aie vécue depuis des années, déclara-t-il.

Flattée, Sadie se mit à rire.

Il la regarda comme il l'avait fait pendant toute la soirée, avec un calme intérêt qu'elle trouva très séduisant, après les promesses exubérantes et mensongères de Mark.

— Bonne chance dans la poursuite de votre célibat, dit-elle.

— Je vous en souhaite autant.

Il se pencha pour déposer un baiser sur sa joue. Ce bref contact avec le menton râpeux la fit frissonner.

Ils restèrent un instant face à face, leurs deux mains toujours jointes. Sadie se sentait à la fois vulnérable et en sécurité. Ils ne se connaissaient pas, pourtant ils s'alliaient contre la folie de l'amour.

Elle plongea dans les yeux bleus, le mot « au revoir » coincé dans sa gorge... Lui restait-il un préservatif, dans son sac ? Portait-elle d'affreux sous-vêtements ? S'ils passaient la nuit ensemble, serait-elle suivie de regrets ?

— Je me disais pourtant que des célibataires invétérés comme nous pourraient éventuellement enfreindre la règle numéro trois sans danger, dit-elle.

Les yeux bleus s'assombrirent.

— Ce serait assurément sans danger, du moins si vous êtes certaine...

Les doigts de l'inconnu serrèrent les siens avec une force accrue, son index traça des cercles hypnotiques à l'intérieur de son poignet.

Sadie se mit à trembler de désir.

Si ce simple contact mettait sa libido en feu, que serait-ce lorsqu'ils auraient ôté leurs vêtements ?

Elle avait hâte de le découvrir.

— Qui a besoin de la Saint-Valentin ? murmura-t-elle tandis qu'ils se dirigeaient vers l'ascenseur, main dans la main.

— Certainement pas nous, répliqua-t-il quand les portes de la cabine se refermèrent derrière eux.

L'attirant contre lui, il prit son visage entre ses mains, puis il défit sa queue-de-cheval pour que ses cheveux tombent librement sur ses épaules.

— Vous êtes belle, dit-il.

Au moment où elle craignait de s'évanouir, il s'empara de sa bouche. En gémissant, elle entrouvrit les lèvres pour accueillir sa langue.

Lui était-il jamais arrivé de s'abandonner ainsi ?

Avait-elle jamais été aussi attirée par un homme ?

Sans avoir eu conscience de bouger, elle se retrouva adossée à la paroi de la cabine d'ascenseur, la jambe de l'inconnu entre ses cuisses. Il glissa une main sous son chemisier pour taquiner son mamelon.

Ce n'était pas de l'amour, juste du désir.

Les portes de l'ascenseur s'ouvrirent.

La passion les transporta littéralement jusqu'à sa chambre. Elle fouilla fébrilement dans son sac pour trouver la carte magnétique. Pendant ce temps, il l'embrassait dans le cou et pressait contre ses reins son sexe en érection.

Elle laissa échapper un grognement de soulagement quand la porte s'ouvrit et qu'ils firent quelques pas dans la pièce, manquant de trébucher. Sans cesser de s'embrasser, ils se débarrassèrent de leurs chaussures. Sadie n'eut pas le temps de se faire du souci pour ses sous-vêtements, pendant qu'ils se déshabillaient frénétiquement, s'embrassaient et se caressaient.

Elle n'eut pas non plus besoin de s'inquiéter à propos du préservatif, car il sortit son portefeuille de sa poche avant de recouvrir le corps de Sadie du sien, sur le lit.

— Je déteste la Saint-Valentin, dit-elle d'une voix haletante lorsqu'il prit l'un de ses mamelons entre ses lèvres et glissa la main entre ses jambes.

C'était mieux que tout ce qu'elle aurait pu imaginer, depuis le corps nu de son partenaire et son érection impressionnante, jusqu'à la façon dont il semblait instinctivement savoir comment la combler.

— Le pire jour de l'année, affirma-t-il.

Traçant un sillon brûlant de baisers le long du ventre de Sadie, il s'arrêta au cœur de son intimité pour la faire jouir avec sa bouche.

Après deux préservatifs, quatre orgasmes et un baiser d'adieu, Sadie sut sans l'ombre d'un doute qu'elle n'oublierait jamais cette nuit de la Saint-Valentin.

2

Onze mois plus tard

Après avoir été absente pendant quatre mois pour son congé maternité, Sadie se présenta à la réception de l'unité pédiatrique Grand Soleil.

Aussitôt, la surveillante, Mme Samuels, ou Sammy, comme elle préférait qu'on l'appelle, se précipita vers elle.

— Montre-nous des photos !

Sadie déverrouilla son téléphone et le lui tendit. Pendant que les infirmières présentes poussaient des cris d'admiration, Sadie éprouva un sentiment de culpabilité à l'idée qu'elle avait laissé à la maison sa fille de deux mois... Milly, le petit miracle qui avait bouleversé son univers d'une façon inimaginable.

Elle aurait voulu récupérer son téléphone. Arrivée depuis à peine cinq minutes, elle brûlait déjà d'appeler sa sœur jumelle, Grace, la nounou qualifiée qui veillait sur son enfant.

— Elle est adorable, dit Sammy en lui rendant l'appareil.

Sadie renonça à appeler sa sœur. Après tout, Grace avait pratiquement emménagé chez elle depuis la naissance de Milly, et Sadie avait tiré suffisamment de lait avant de partir pour nourrir un régiment de bébés.

Au prix d'un énorme effort, elle parvint à se focaliser sur son travail. Comme d'habitude, le lundi était une journée mouvementée, à l'hôpital pour enfants de Londres.

Avant d'entamer sa visite, elle consulta ses courriels sur un ordinateur de la station centrale. Sa boîte était pleine, ce qui n'avait rien de surprenant. Un mail signalé comme urgent attira son attention. Dès qu'elle l'ouvrit, Sadie laissa échapper un grognement dépité. L'administration de l'hôpital l'avertissait que la collecte de fonds qui se tenait à l'occasion de la Saint-Valentin aurait lieu dans trois semaines.

Soyez la bienvenue... Vous avez été nommée commissaire-priseur... Voici la liste des dons mis aux enchères.

Sadie soupira. On avait clairement profité de son absence pour lui attribuer un rôle dont personne ne voulait. En tant que mère célibataire et pédiatre à temps partiel dans l'unité la plus surchargée de l'hôpital, elle n'avait vraiment pas besoin de ça !

Sans compter que cela lui rappelait sa dernière célébration de la Saint-Valentin...

Soudain, un flot d'images érotiques se pressèrent dans son esprit et le rouge lui monta aux joues. Cet homme avait sérieusement ébranlé son univers.

Quant à sa stérilité...

— Je suis désolée qu'on t'ait flanqué sur le dos ce poste de commissaire-priseur, dit Sammy. On a tiré à la courte paille.

Sadie écarta d'un geste les explications, contente de penser à autre chose qu'à une paire d'yeux bleus, à des lèvres voraces et à une nuit de plaisir débridé... une nuit qui avait eu pour conséquence son précieux bébé.

— Pas de souci. C'est pour une bonne cause, non ?

Elle parcourut distraitement la liste des dons, parmi lesquels figurait une séance de parachutisme à deux et un séjour en Toscane.

Pressée de commencer la visite, Sadie ferma sa messagerie. Sammy prit une tablette en train de charger et annonça qu'elle était prête pour la visite.

— Si nous collectons suffisamment d'argent, dit la surveillante en gagnant avec Sadie l'extrémité du service, on pourra se payer une nouvelle salle de jeux sensorielle ultramoderne et on redécorera la salle d'attente, qui en a bien besoin.

— C'est génial !

Sadie sourit. Elle voulait aider, bien sûr, mais elle avait aussi besoin de justifier à ses propres yeux qu'elle ne passait pas tout son temps auprès de sa fille. Cette collecte de fonds était vraiment très importante. Le jeu faisait partie de la guérison des enfants et les parents avaient besoin d'un endroit où se détendre, surtout lorsqu'ils venaient d'apprendre les pires des nouvelles.

Mais sa précieuse petite fille était un miracle auquel elle ne croyait plus depuis longtemps, après qu'on lui avait annoncé sa stérilité, lorsqu'elle avait une vingtaine d'années. Mark avait prétendu que cela n'avait aucune importance pour lui, jusqu'à ce que cela en ait. Jusqu'à ce qu'il la trompe et fasse un enfant avec une autre femme.

Et au moment où elle commençait à peine à se remettre de cette trahison, Sadie avait fait la connaissance d'un mystérieux Tchèque dans un bar de Vienne.

Sammy s'arrêta devant le tableau blanc sur lequel étaient inscrits les noms des patients et ceux de leur médecin.

— D'ailleurs, continua-t-elle, en tant que commissaire-priseur, tu auras tous les détails sur les dons mis aux enchères avant tout le monde.

Sur ces mots, elle adressa à Sadie un clin d'œil.

— Je ne compte pas renchérir, répliqua cette dernière. Je viens juste d'avoir un bébé.

En dehors de Grace, personne ne savait qui était le géniteur de Milly, et Sadie avait bien l'intention de ne jamais en parler à quiconque.

— Je n'ai nul besoin d'un massage pour deux, reprit-elle avec un petit rire nerveux. Pas plus que d'un dîner romantique, à moins qu'il y ait de la nourriture pour bébé à la carte.

— Je sais, répliqua Sammy, mais tu es brillante, ravissante et célibataire. Je te rappelle qu'il ne faut jamais dire « jamais ».

Sadie secoua frénétiquement la tête. Actuellement, elle n'avait pas la moindre envie de faire une rencontre amoureuse. Cette nuit passée avec un inconnu n'avait rien changé. Ils avaient partagé quelques heures de passion, puis ils s'étaient séparés sans même échanger leurs noms.

C'était parfait ainsi.

Aujourd'hui, Sadie était parfaitement remise de la trahison de Mark. Bien sûr, elle pensait quotidiennement à l'homme qui avait donné à son enfant bien-aimée ses magnifiques yeux bleus, mais jamais elle n'aurait admis devant quelqu'un d'autre que sa sœur qu'elle ne pouvait même pas lui dire qu'il était père.

— J'ai tout ce dont j'ai besoin grâce à mon bébé et mon travail, merci beaucoup.

— Tu n'es même pas tentée par le gros lot ? Un rendez-vous avec le médecin le plus canon de l'hôpital.

— Sûrement pas !

Sur ces mots, elle poussa le chariot sur lequel était posé un ordinateur portable dans la première chambre, qui comportait six lits.

Avant qu'elle soit tentée par un homme, il s'écoulerait de l'eau sous les ponts. Tant qu'elle était célibataire, elle ne risquait pas de se laisser distraire par une relation amoureuse ou d'être trompée.

— Comment as-tu fait pour trouver un volontaire, de toute façon ? Le pauvre type va se faire manger tout cru ! J'espère qu'il y aura un service de sécurité, parce que ce sera un carnage.

Un beau pédiatre célibataire, sympa avec les enfants de surcroît, pouvait mettre à feu et à sang les ovaires et les cœurs.

Sammy arbora un sourire en coin.

— On ne peut pas dire qu'il était vraiment volontaire, mais le Dr Jezek, notre nouveau remplaçant, s'est montré plus qu'heureux de se dévouer pour la bonne cause.

Sadie leva les yeux au ciel, déjà navrée pour la pauvre victime qui ne savait certainement pas dans quel guêpier elle s'était fourrée.

— Quand tu le verras, tu auras peut-être envie de surenchérir, insinua Sammy.

— Je ne suis pas intéressée.

Bien décidée à ne jamais se laisser charmer par un homme qui acceptait qu'on le mette aux enchères, Sadie s'arrêta devant le premier lit.

— Commençons la visite, dit-elle en consultant le dossier de son patient.

La journée passerait d'autant plus vite qu'elle se noierait dans le travail. Ensuite, elle pourrait enfin retrouver Milly.

Sammy et elle avaient examiné trois enfants et signé une décharge pour deux d'entre eux, quand l'alarme retentit. Aussitôt, Sadie se précipita vers les urgences, Sammy sur les talons.

Elles rentrèrent dans un box dont le rideau avait été tiré. L'infirmière qui se trouvait au chevet de l'enfant leva vers elles un regard reconnaissant.

— Voici Abigail Swift... Abby... âgée de six ans, dit-elle. Elle a subi une chirurgie laparoscopique pour une invagination intestinale et elle était en soins postopératoires.

Sadie prit le pouls de la petite fille, qui était rapide. Elle nota que l'enfant était consciente, mais groggy, et que son teint était grisâtre.

— Sa tension a été basse pendant toute la nuit, continua l'infirmière, mais la baisse s'est accentuée quand nous l'avons déplacée. Elle a brièvement perdu conscience.

Tandis que Sadie parlait à Abby et la rassurait, quelqu'un tourna un bouton, sur le mur, afin d'ajuster le taux d'oxygène qui lui était administré à travers le masque.

Sadie posa la main sur le ventre de la petite fille et Sammy augmenta le débit de la perfusion. Le moniteur cardiaque indiquait un rythme régulier mais tachycarde, et sa tension était vraiment trop faible. Cela pouvait signifier qu'elle faisait une hémorragie interne.

— On doit l'hydrater davantage, dit Sadie en posant un cathéter sur le bras libre de l'enfant. Il faut aussi trouver en urgence du sang compatible.

Elle fit une prise de sang pour le laboratoire, craignant qu'Abby ne présente de sérieuses complications postopératoires et que son état ne s'aggrave d'une minute à l'autre.

Sammy installa une seconde perfusion de sérum et appuya sur la poche pour accélérer le débit. La tension d'Abby devait remonter au plus vite.

— Est-ce que le chirurgien a été prévenu ? demanda Sadie.

Sammy acquiesça d'un hochement de tête.

— Parfait ! Appelle la radiologie, dis-leur qu'on a besoin d'un scan en urgence et trouve les parents.

— Ils viennent de partir pour la cafétéria, expliqua l'infirmière, qui rassurait une Abby en larmes.

L'hémorragie était une complication qui pouvait survenir après n'importe quelle opération. Elle avait dû agir en silence pendant la nuit et Abby allait certainement devoir être opérée à nouveau.

Pendant que Sadie étiquetait le tube contenant l'échantillon sanguin, quelqu'un entra de nouveau dans le box. Notant que la tension d'Abby s'était légèrement améliorée, Sadie se tourna vers le chirurgien pour lui faire son rapport.

Au lieu de cela, elle sentit le sol se dérober sous ses pieds.

C'était lui, le bel inconnu de Vienne, l'homme avec qui elle avait passé la nuit onze mois auparavant.

Vêtu d'une tenue chirurgicale bleu marine, ses yeux bleus assombris par l'inquiétude, il se rendit immédiatement au chevet d'Abby.

L'espace de quelques secondes, Sadie croisa son regard.

— Quelle est la situation ? demanda-t-il, déjà concentré sur sa petite patiente, comme si Sadie n'était qu'une collègue quelconque.

Elle rentra immédiatement en action. Il serait bien temps plus tard de savoir ce qu'il faisait dans *son* hôpital. Rapidement, Sadie traça les grandes lignes du dossier d'Abby et l'urgence actuelle. Elle n'aurait su expliquer comment elle réussissait à parler normalement, alors que son cœur battait la chamade.

En revanche, le chirurgien prit le relais avec le calme et l'assurance qu'elle avait trouvés tellement séduisants lors de leur première rencontre à Vienne.

Pendant que chacun s'affairait pour stabiliser la petite fille, Sadie se demanda si elle avait décelé dans les prunelles bleues une certaine surprise. Mais se focaliser sur l'enfant l'aidait à intégrer cette présence surréelle.

Il était médecin. C'était logique puisqu'elle l'avait rencontré dans un bar proche de l'hôpital.

— Appelez le labo pour qu'on m'apporte une poche de sang compatible au bloc, dit-il à Sammy tout en palpant l'abdomen d'Abby. Tout de suite, s'il vous plaît.

— Vous voulez qu'on fasse un scan en urgence ? demanda Sadie en sortant son téléphone de sa poche.

Jetant un coup d'œil à son badge, il débloqua les roues du lit.

— Pas le temps, répliqua-t-il. Je m'en chargerai moi-même au bloc.

Il agissait comme s'il ne l'avait pas reconnue ou qu'il ne se rappelait pas les moments qu'ils avaient passés ensemble.

— Je l'emmène moi-même, dit-il en manœuvrant le lit. Prévenez les parents, ajouta-t-il à l'intention de Sammy.

Sans un regard en arrière, il poussa le lit hors du service et se dirigea vers l'ascenseur.

Sadie resta au milieu de la salle, comme figée, tâchant de reprendre son souffle. La poussée d'adrénaline fit place à de la confusion. L'homme qu'elle avait cru ne jamais revoir, celui qui avait conçu sa magnifique petite fille et bouleversé son univers, était à Londres.

Pourquoi ?

L'avait-il suivie après avoir découvert son identité d'une façon ou d'une autre ?

Non. Il ne semblait même pas l'avoir reconnue. Sans doute avait-il effacé cette nuit et Sadie de sa mémoire. Elle n'avait visiblement pas occupé son esprit, alors qu'elle n'avait pas cessé de penser à lui pendant les neuf mois de sa grossesse. Et depuis la naissance de Milly, elle voyait son visage chaque fois qu'elle regardait son bébé.

Le sang de Sadie se glaça. Était-il là parce qu'il connaissait l'existence de leur fille ?

Non. La panique seule lui inspirait cette idée. Il y avait certainement une explication logique pour sa présence à Londres. Dès que l'opération d'Abby serait terminée, elle le trouverait pour lui annoncer qu'il était père.

Elle se rappela les mots qu'il avait prononcés, cette nuit-là :

« Toute cette comédie de l'amour est destinée aux gens qui croient trouver la femme ou l'homme de leur vie. Très peu pour moi. »

Quelle serait sa réaction, lorsqu'elle lui parlerait du bébé ? Serait-il en colère ? Blâmerait-il Sadie ? Ou ne voudrait-il n'avoir rien à faire avec son enfant ?

En attendant de discuter avec lui, Sadie, presque malade d'anxiété, en était réduite à ruminer les questions qu'elle se posait.

— Alors ? demanda Sammy quand l'activité normale du service reprit son cours. Maintenant que tu as rencontré le Dr Jezek, notre médecin mis aux enchères pour la collecte de fonds, tu penses que tu pourrais changer d'avis et enchérir pour avoir un rendez-vous avec lui ? Je t'avais dit qu'il était canon.

L'estomac noué, Sadie prit une profonde inspiration.

— Je ne crois pas, marmonna-t-elle.

Sammy se mit à glousser. Tout en poursuivant la visite avec la surveillante, Sadie réalisa peu à peu les conséquences de ce qu'elle venait de vivre.

Le père de son enfant était à Londres, il travaillait dans le même hôpital qu'elle en tant que chirurgien pédiatrique et il allait découvrir qu'il avait conçu une petite fille pendant cette unique nuit d'amour. Et comme si cela ne suffisait pas, son job à elle allait consister à faire monter les enchères pour que la meilleure enchérisseuse obtienne un rendez-vous avec lui le soir de la Saint-Valentin.

Sentant la migraine venir, elle se massa les tempes.

Sa première journée à l'hôpital n'aurait pas pu être pire.

3

Dès que Roman eut terminé son intervention, il gagna l'unité Grand Soleil pour retrouver la femme qu'il pensait ne jamais revoir.

Il éprouvait une sorte de vertige à l'idée qu'elle ne l'avait pas reconnu. Prétendait-elle qu'il n'existait pas ?

Il avait vu son nom, sur son badge : Dr Sadie Barnes.

Ce prénom lui allait bien. Il était à la fois amusant et sophistiqué.

Le sang de Roman se mit à bouillir à l'idée de revivre avec elle cette nuit inoubliable. Cependant, même s'il avait beaucoup pensé à elle, il n'était pas question qu'ils reprennent les choses là où ils les avaient laissées. Il était toujours le même homme brisé qu'elle avait rencontré. Il était venu à Londres pour travailler, rien de plus. Désormais sa vie professionnelle consistait en une série de remplacements.

Pressé d'éclaircir la situation avec elle, Roman hâta le pas. En entrant dans l'unité, il vit Sadie installée devant un ordinateur de la station centrale. Elle était concentrée sur sa tâche, son profil mis en valeur par la queue-de-cheval qui retenait ses cheveux sombres.

Elle était belle… davantage encore que dans ses souvenirs.

L'attirance qu'il avait éprouvée un instant auparavant, mais qu'il avait dû réprimer, se manifesta de nouveau, comme si elle électrisait sa libido endormie.

Exactement comme la première fois.

Même si rien n'avait changé pour lui, elle était la première femme, depuis la mort de son épouse et son fils, qui avait allumé en lui un regain de goût pour la vie.

S'il avait connu son nom, à Vienne, il aurait pu être tenté de l'appeler ou de la revoir. Bien sûr, cet anonymat avait accru le mystère, mais finalement, c'était pour le mieux.

Il l'interrompit alors qu'elle examinait une radio sur l'écran de l'ordinateur. Avec un peu de chance, une courte conversation suffirait à rompre l'ensorcellement qu'elle exerçait sur lui depuis onze mois.

— Docteur Barnes ?

Elle sursauta et posa la main sur son cœur, là où sa blouse se creusait entre ses seins.

— Oh ! vous m'avez fait peur... je ne vous attendais pas.

Le rouge aux joues, elle émit un rire nerveux et lui adressa le sourire hésitant qu'il avait trouvé tellement séduisant le soir de leur rencontre. Elle baissa ensuite les yeux, comme si elle ignorait combien elle était belle, un autre trait de personnalité qui intriguait Roman.

— Je pensais que vous étiez encore au bloc, continua-t-elle. Vous êtes là, tant mieux. J'espérais que nous pourrions discuter.

Ainsi, elle l'avait reconnu et elle l'attendait. C'était au tour de Roman de se sentir nerveux.

Ces découvertes intéressantes mirent à mal son intention de rester insensible à son charme. Cette bouche... Combien de fois il s'était passé le film de ses baisers, de ses cris, de son plaisir évident ?

— Désolé si je vous ai prise par surprise. J'espérais que nous pourrions nous présenter correctement. Roman Jezek, dit-il en lui tendant la main.

Sadie la regarda comme s'il s'agissait d'un serpent, puis elle la serra brièvement et toussota.

— Sadie Barnes, mais vous le savez déjà.

Il décela une lueur défensive dans ses yeux, comme si elle était partagée entre la satisfaction de sa curiosité naturelle et le mécontentement qu'il ait enfreint la règle numéro trois.

— J'ai lu votre nom sur votre badge, en effet, répliqua-t-il en haussant les épaules.

— Qu'est-ce que vous faites à Londres ? demanda-t-elle abruptement. Comment m'avez-vous retrouvée ?

Le ton accusateur crispa Roman.

Elle regardait autour d'elle comme si elle avait honte d'être vue avec un homme qui avait été son amant d'une nuit, comme si elle espérait garder secret ce coup d'un soir.

Eh bien… Roman était un gentleman et son secret était bien gardé.

— Vous retrouver ?

Pourquoi était-elle si énervée ?

S'imaginait-elle qu'il l'avait traquée ? Qu'il envahissait délibérément son lieu de travail à la façon d'un *stalker* ? Aurait-elle préféré qu'il fasse semblant de ne pas la reconnaître ?

— Comment vous aurais-je retrouvée, alors que jusqu'à il y a deux heures, j'ignorais totalement votre identité ?

Il ne connaissait que ses gémissements, lorsqu'il était en elle, et les endroits de son corps à embrasser pour l'emporter au seuil de l'orgasme.

Elle acquiesça, momentanément apaisée.

— Exact. Désolée de vous avoir accusé à tort.

— Je ne suis ici qu'en tant que chirurgien pédiatrique, je pensais que c'était clair.

Il devait admettre qu'en arrivant à Londres, il lui était arrivé de fantasmer à l'idée qu'il pourrait croiser cette inconnue anglaise dans le métro ou dans un supermarché. Mais jamais il n'aurait imaginé qu'ils deviendraient collègues.

— Je vois, dit-elle en détournant le regard. Bien sûr. Oui. Il s'agit d'un remplacement temporaire. Ravie de faire votre connaissance, docteur Jezek.

Il était clair qu'elle déplorait la nuit inoubliable qu'ils avaient passée ensemble. De son côté, il se savait incapable de s'engager dans une relation, et encore moins de tomber amoureux. D'une certaine façon, il valait donc sans doute mieux en rester là.

Aussi Roman choisit-il de changer de sujet :

— J'ai pensé que vous voudriez être tenue au courant, après l'opération d'Abby Swift, dit-il en lui montrant un bureau vide.

— Bien sûr, répliqua-t-elle après quelques secondes d'hésitation. C'est une très bonne idée.

Elle le précéda dans la pièce et se posta dans le coin le plus éloigné possible. Pressé de lui montrer qu'il ne l'avait pas poursuivie jusqu'à Londres pour lui déclarer sa flamme, Roman referma calmement la porte.

Elle se retourna pour lui faire face et leurs regards se croisèrent. Soudain, l'atmosphère se chargea d'électricité.

Le cœur de Roman se mit à battre plus vite. Il avait toujours su que s'ils se revoyaient un jour, ils devraient ignorer l'attirance qu'ils éprouvaient l'un pour l'autre. Elle le savait certainement aussi.

Elle battit des paupières et commença :

— Si j'ai bien compris, une hémorragie s'est déclenchée après la première opération. J'ai vu les résultats du scan… Abby a eu de la chance, la situation aurait pu être beaucoup plus grave.

Tout en parlant, elle se tordait les mains. Décidément, elle était très nerveuse.

— En effet, répondit Roman. Un clip vasculaire a lâché, mais la seconde intervention s'est bien passée. L'état d'Abby est maintenant stable, après qu'on lui a administré une unité de sang. Elle devrait rapidement retourner dans le service.

— Tant mieux.

Sadie évitait son regard. Les bras croisés autour de la taille, elle semblait distraite et évasive, comme s'il était un intrus qu'elle cherchait avant tout à éviter dans une réception.

Il était clair qu'elle n'avait pas la moindre envie d'entamer avec lui une discussion plus personnelle.

Pourquoi ? S'agissait-il de tension sexuelle, ou d'autre chose ?

Sadie ne ressemblait en rien à la jeune femme espiègle qu'il avait rencontrée à Vienne. Du coup, il n'aurait aucun mal à réprimer l'attirance qu'elle lui avait inspirée. Dorénavant, il la tiendrait à distance comme il l'avait fait avec toutes les femmes depuis que sa vie avait implosé quatre ans auparavant, quand sa femme et son fils avaient perdu la vie dans un accident de voiture.

L'attitude de Sadie allait l'y aider grandement.

En revanche, ils devaient trouver le moyen de travailler ensemble.

— Écoutez, Sadie, ma présence sur votre lieu de travail est certainement embarrassante, mais je vous assure que c'est une coïncidence.

Il se tut, espérant qu'elle allait se détendre.

— Une coïncidence, marmonna-t-elle. C'est complètement fou ! Quelles étaient les chances… ?

Roman hocha la tête.

— Je suis d'accord. J'ai été extrêmement choqué, quand je vous ai vue ce matin. Content, aussi. Je pensais ne jamais vous revoir, conclut-il avec un sourire engageant.

Elle ne répondit pas.

— Comment allez-vous, depuis notre dernière rencontre ? demanda-t-il.

Bizarrement, cette innocente question la fit pâlir.

— Très bien, merci, répliqua-t-elle un peu trop vite. Évidemment, je suis très occupée. Le travail, le train-train, rien d'inhabituel.

Elle se mit à pianoter impatiemment sur le bureau, comme si elle avait hâte d'en finir.

Très bien, il recevait le message cinq sur cinq.

— Je ne vais pas vous retenir plus longtemps, dit-il. Je pensais simplement que dans la mesure où nous allons être collègues, nous pouvions nous conduire avec civilité, échanger quelquefois une plaisanterie. Peut-être que cette gêne disparaîtra, si nous mettons le sexe derrière nous.

L'expression horrifiée de Sadie le surprit désagréablement.

Elle émit un petit rire étranglé et se tourna vers la porte.

— Oui, nous devons travailler ensemble, c'est un fait.

Sauf que Roman savait qu'il aurait du mal à oublier la nuit qu'ils avaient passée tous les deux. Mais ils n'étaient clairement pas sur la même longueur d'onde.

— Je comptais vous proposer de boire un verre un de ces soirs, après le travail, mais je devine que vous préférez faire comme s'il ne s'était jamais rien passé entre nous.

— Un verre... Oh... c'est vraiment très aimable de votre part... un verre.

Aimable ? Roman réprima un grognement incrédule.

— Oui, vous savez, on en sert dans les cafés et les bars. C'est assez convivial.

— J'allais vous suggérer la même chose, dit Sadie en évitant son regard. Ensuite j'ai découvert que vous étiez le médecin célibataire de l'hôpital le plus convoité. Alors, vous comprenez, ce n'est sans doute pas une bonne idée. Les ragots vont bon train, vous savez. En plus, je travaille le plus souvent très tard et je suis certaine que vous allez être très occupé en tant que chirurgien. Cela ne nous laissera pas beaucoup de temps pour boire un verre, de toute façon...

Elle se tut, comme pour reprendre sa respiration. Roman la fixait, s'émerveillant qu'elle ait pu produire un si long discours sans s'arrêter.

Il remarqua qu'elle rougissait davantage de seconde en seconde.

— En plus, reprit-elle, ma sœur s'est installée chez moi en ce moment et...

Il leva la main pour interrompre le flot.

— Inutile d'en rajouter, j'ai compris que vous n'avez pas vraiment envie d'alléger l'atmosphère ou de vous montrer amicale.

— Je...

Il l'interrompit :

— Rassurez-vous, je ne vous ai pas traquée pendant onze mois et je n'ai pas non plus obtenu ce poste pour vous revoir.

Sadie laissa échapper une exclamation indignée.

— Oui, continua-t-il. La nuit que nous avons passée ensemble à Vienne a été très agréable. Du moins, c'est ce que je croyais, à moins que vous n'ayez simulé le plaisir. Dans la mesure où nous nous sommes vus mutuellement nus et que nous devons travailler ensemble jusqu'à ce que je parte, dans quelques semaines, j'espérais que nous pourrions nous montrer mûrs et respectueux, peut-être même amicaux.

Il haussa les épaules, sachant que leur attirance mutuelle y ferait obstacle.

— Mais vous n'avez pas besoin d'excuses. Un simple « non » suffit. Je suis un grand garçon, je m'en remettrai.

Il s'écarta pour lui permettre de sortir.

Où était la femme passionnée de la Saint-Valentin ? Il se rappelait leurs baisers ardents dans l'ascenseur, puis dans le couloir qui menait à sa chambre. Elle s'était montrée ensuite insatiable et ils n'avaient pas seulement fait l'amour une fois, mais deux.

— Une minute ! s'exclama-t-elle. Premièrement, je n'ai pas simulé, et deuxièmement, n'essayez pas de me faire passer pour la méchante. C'est vous qui avez accepté d'être mis aux enchères pour la Saint-Valentin.

Comme il la fixait avec surprise, elle expliqua :

— Il se trouve que j'ai été chargée de faire monter les enchères en ce qui vous concerne. Où est passé Monsieur Je-ne-cherche-pas-une-relation ? Si ce que vous avez dit à Vienne était sincère, vous ne pensez pas que vous allez tromper les enchérisseuses potentielles qui croient avoir une chance avec vous ? Sans compter que vous devez être ravi d'être le célibataire convoité de cette collecte de fonds. Cela ne ressemble pas à l'homme que j'ai rencontré à Vienne, à moins que vous n'ayez joué la comédie. Qui simule, maintenant, hein ?

Roman fronça les sourcils, tâchant de déterminer si elle était folle ou jalouse à l'idée qu'il dînerait avec la gagnante.

Il avait été honnête, cette nuit-là, lorsqu'il lui avait dit qu'il ne recherchait pas de relation amoureuse, même brève.

— Vous m'accusez d'avoir menti ? Parce que si on parle de

désillusion, je n'arrive pas à croire que vous êtes la même femme que j'ai rencontrée.

Ils s'affrontèrent du regard, mutuellement blessés. Rien de ce qui les avait unis à Vienne ne semblait subsister.

— Écoutez, dit-il en passant la main dans ses cheveux, je ne vous ai pas menti à Vienne, et, oui, j'ai accepté de faire partie des prix mis aux enchères.

En réalité, il n'avait pas voulu participer à cette stupide collecte de fonds. Mais la formidable Sammy n'acceptait pas un « non » comme réponse. Finalement, il s'était dit que c'était une bonne cause et que cela lui permettrait d'oublier définitivement sa mystérieuse amante de Vienne.

Mais elle n'avait pas à s'inquiéter. Il restait sur les mêmes positions qu'il lui avait exposées onze mois auparavant. L'amour, l'idylle amoureuse, l'engagement, c'était pour ceux et celles qui souhaitaient fonder une famille. Roman en avait eu une et il l'avait perdue.

— Exactement, dit Sadie sur un ton triomphant.

Elle pointa du doigt sa poitrine comme s'il venait de confirmer ces accusations.

Roman pouvait comprendre qu'elle voie une contradiction entre ses déclarations à Vienne et l'impression qu'il pouvait donner de chercher une partenaire.

— C'est juste une collecte de fonds pour une bonne cause, dit-il. Je ne suis toujours pas intéressé par les relations amoureuses, le mariage et les enfants, je peux vous l'assurer. Tout ce que je vous ai dit cette nuit-là reste valable.

Il était toujours le solitaire qu'elle avait rencontré, celui qui tentait d'oublier son chagrin, d'oublier que ce qu'il avait tenu pour acquis avait été détruit par un chauffard ivrogne pendant une nuit pluvieuse.

Comme Sadie semblait à court de mots, il continua :

— J'ai accepté le rendez-vous pour aider l'hôpital à collecter des fonds. De toute façon, je ne vais pas rester longtemps à Londres.

Je pars dans quelques semaines en Irlande pour occuper un autre poste. Ces remplacements me conviennent parce que je ne veux m'enraciner nulle part. Qu'est-ce qu'on dit déjà… ? « Pierre qui roule n'amasse pas mousse. »

Loin de sembler apaisée, Sadie pâlit pour la seconde fois.

— Pas de racines… je comprends. C'est une excellente nouvelle, dit-elle avec un sourire visiblement forcé. Il vaut mieux que notre médecin célibataire ne soit pas vu en train de draguer, alors qu'il est le prix principal de la collecte de fonds dont le montant nous permettra de rénover la salle d'attente et la salle de jeux. D'ailleurs, ajouta-t-elle d'un air guindé, je veux que cette soirée soit un grand succès et que nous obtenions le plus d'argent possible.

De nouveau, elle débitait son discours sans s'arrêter pour respirer. Elle lui sortait une vague excuse après l'autre, semblant incapable de fournir une réponse claire.

— Si on vous voit sortir avec toutes les femmes célibataires qui vous tombent sous la main, reprit-elle, personne ne fera une offre pour passer une soirée avec vous. À ce propos, il faudra vous montrer particulièrement charmant, le soir de la réception, et éviter de vous lancer dans votre discours anti-engagement. On ne doit pas décourager les enchérisseuses.

Levant le menton d'un air de défi, elle finit par se taire.

Intrigué par ce qui ressemblait fort à de la jalousie, Roman sourit. On aurait dit qu'elle ne voulait pas le voir flirter avec une autre femme.

— Qui parle de draguer ? demanda-t-il.

Décidément, elle lui envoyait des signaux très contradictoires !

À ce moment, le bipeur de Sadie retentit. Elle jeta un coup d'œil à l'écran, presque détendue, comme si elle était soulagée d'avoir une raison de fuir.

— Je dois signer la décharge d'un patient, dit-elle. Vous voudrez bien m'excuser.

Avaient-ils résolu quoi que ce soit ?

— Bien sûr.

Roman s'écarta, essayant de comprendre pourquoi elle le rejetait de cette façon. Certaines femmes avec qui il avait couché devenaient collantes, comme si elles espéraient le changer bien qu'il ait toujours été honnête avec elles comme il l'avait été avec Sadie. Après avoir perdu tout ce qu'il aimait, il avait fait de son refus de l'engagement une règle de survie.

Mais *cette femme* se comportait comme si elle voulait plus que tout qu'ils redeviennent des étrangers l'un pour l'autre.

Elle actionna fébrilement la poignée de la porte, souhaitant clairement opérer une sortie théâtrale pour lui faire comprendre qu'il devait en rester là.

Sauf que la porte resta obstinément fermée.

Elle fit une nouvelle tentative, les lèvres pincées.

Roman réprima un sourire. En dépit de ce désaccord ridicule qu'il ne comprenait pas totalement, elle l'intriguait, même lorsqu'elle était dans tous ses états.

Toute rouge, Sadie prit la poignée de ses deux mains. Ses articulations blanchirent, comme si la fuite devenait une question de vie ou de mort. Elle souffla sur les mèches de cheveux qui tombaient sur ses yeux tout en secouant la poignée avec suffisamment de force pour l'arracher de la porte.

Il était si près d'elle qu'il sentait son parfum, ce qui suscita en lui l'envie de la coller contre le mur et de l'embrasser passionnément jusqu'à ce qu'elle cesse d'alterner le chaud et le froid.

Mais évidemment, il ne le ferait pas.

Elle lui avait fait nettement comprendre qu'il n'en était pas question.

Alors autant réprimer les fantasmes qui le prenaient par surprise, ou l'envie de prendre un verre avec elle pour découvrir leurs points communs, au-delà de l'attirance qu'il éprouvait pour elle.

Qui sait ? Ils auraient pu reprendre les choses là où ils les avaient laissées à Vienne, du moins pendant qu'il était à Londres.

— Laissez-moi essayer, proposa-t-il.

— Très bien, dit-elle en lâchant la poignée et en s'écartant pour lui laisser la place.

Mais l'immense bureau occupait une grande partie de l'espace et l'empêchait de s'éloigner autant qu'elle l'aurait voulu.

Roman prit le métal froid de la poignée dans sa main et miracle, la porte ne lui offrit aucune résistance.

— Après vous, dit-il en faisant un pas de côté.

— Merci, répliqua-t-elle en sortant sans le regarder.

Roman la regarda s'éloigner.

Elle avait été la seule femme à occuper son esprit après le décès de Karolina, son épouse. Apparemment, ils n'étaient destinés qu'à être des étrangers polis qui travaillaient ensemble.

Il s'était autorisé à rompre brièvement sa solitude dans ses bras, l'espace d'une nuit, mais désormais il devrait ignorer l'attirance qu'elle lui inspirait. La Sadie de ses rêves et la Sadie de la réalité étaient deux personnes totalement différentes. Mais ni l'une ni l'autre ne souhaitaient avoir quoi que ce soit à faire avec lui, et c'était très bien ainsi.

4

Plus tard, dans l'après-midi, Sadie se rendit au bloc, l'estomac noué par l'anxiété.

Comment s'était-elle arrangée pour que son entretien avec Roman se passe aussi mal ? Avant que Sammy ne lui annonce que son mystérieux amant était le beau gosse mis aux enchères, tout était clair, dans son esprit.

Son plan était simple : elle aurait exprimé sa surprise de le savoir à Londres, elle aurait suggéré une rencontre en dehors de l'hôpital pour qu'ils puissent se parler en privé, et ensuite, elle lui aurait appris calmement que leur nuit d'amour avait créé une miraculeuse petite fille aux yeux bleus.

Facile.

Dans sa version imaginaire de leur conversation, la nouvelle l'aurait ravi et il aurait compris qu'elle n'avait pas pu le contacter pour le lui annoncer. Ensuite, ils auraient béni le sort qui leur avait permis de se retrouver. Roman aurait admis que Sadie aimait Milly pour deux, ils auraient travaillé quelques semaines ensemble et se seraient séparés bons amis.

Sauf que rien ne s'était passé comme elle le voulait.

Pour commencer, elle avait eu peur que Sammy ou une autre infirmière perspicace les voie ensemble, additionne deux et deux et devine que Roman était le père de Milly avant qu'elle ait eu l'occasion de lui en parler.

Et lorsqu'ils s'étaient retrouvés dans ce minuscule bureau, la stature imposante de Roman et son corps athlétique lui avaient rappelé combien il avait pesé sur elle et gémi dans son cou, quand ils faisaient l'amour.

Il était encore plus canon que onze mois auparavant, ce qui était profondément injuste ! Dès lors, elle avait été submergée par un véritable tsunami de désir. À l'idée qu'elle allait devoir organiser une rencontre avec la meilleure enchérisseuse, elle avait éprouvé une jalousie inattendue et elle s'était lancée dans un discours complètement incohérent.

Son plan initial était tombé à l'eau !

Elle n'avait pas pu lui annoncer qu'il était père, ou lui dire qu'elle n'attendait de lui aucun soutien affectif ou financier.

Décidée à faire correctement les choses, cette fois, elle se mit en quête de la salle de repos réservée au personnel. Elle espérait trouver Roman entre deux interventions.

Qu'il souhaite ou non faire partie de la vie de leur fille, il avait le droit de savoir...

En poussant la porte de la salle de repos, préoccupée par ce qu'elle allait confesser, elle rentra dans un mur impressionnant de virilité.

Elle cessa un instant de respirer, tandis que deux mains puissantes lui agrippaient les bras. Sadie leva les yeux et croisa le regard bleu de l'homme qu'elle venait voir.

Roman Jezek.

— Désolée, marmonna-t-elle.

Il ne fallait surtout pas se laisser déstabiliser par cette lotion après-rasage au parfum subtilement épicé. La priorité était d'ignorer combien il était canon, dans cette tenue chirurgicale.

L'espace de quelques secondes, elle eut l'impression qu'il allait l'embrasser... Non, elle devait bannir ce genre de pensées.

Sauf que son regard se posa sur la belle bouche.

Grosse erreur !

Il savait embrasser comme personne et leur baiser d'adieu était resté gravé dans sa mémoire, pendant ces onze mois.

— Tout va bien ? demanda-t-il.

Le cœur de Sadie battait si fort contre ses côtes qu'il le percevait peut-être, vu qu'elle était plaquée contre sa poitrine.

Pourquoi ne la repoussait-il pas ?

Pourquoi ne trouvait-elle pas la force de s'écarter de lui ?

— Oui, marmonna-t-elle. Je vais bien. Je... je venais vous voir.

Cette proximité éveillait en elle des souvenirs érotiques complètement inappropriés dans cette situation. Elle se rappelait comment il avait tenu son visage entre ses mains, quand il l'embrassait, l'intensité de sa passion et la lueur de regret qu'elle avait cru lire dans ses yeux lorsqu'ils s'étaient fait leurs adieux.

Mais le moment était peu propice aux fantasmes. Pour l'instant, elle devait surtout s'excuser pour toutes les accusations qu'elle lui avait lancées au visage.

— Et pourquoi vouliez-vous me voir ? demanda-t-il. J'avais cru que nous nous étions tout dit.

Pourquoi était-elle là... ?

Ah, oui !

— Nous avons dit... beaucoup de choses, mais j'ai une question à vous poser.

— Je vous écoute.

Reculant d'un pas, Sadie maudit sa stupide libido. Bien sûr, elle avait une folle envie de répéter l'aventure de Vienne... la meilleure partie de jambes en l'air de toute sa vie... mais ce n'était ni le lieu ni le moment de s'abandonner à de tels fantasmes.

Roman était allergique à toute forme d'engagement et il risquait de s'enfuir à toutes jambes quand elle lui parlerait de Milly. Elle devait le lui annoncer calmement et lui faire comprendre qu'elle n'exigeait rien de lui.

— J'ai réfléchi, dit-elle, et je crois que vous avez eu une bonne idée, quand vous m'avez proposé de prendre un verre avec vous. Alors, si vous êtes toujours d'accord... ?

Contente d'avoir délivré son message, elle laissa échapper un soupir de soulagement.

— Vraiment ? fit-il, visiblement sceptique.

Elle n'avait pas prévu qu'il pouvait refuser.

— Où est passée votre liste d'excuses ? reprit-il. J'avais cru comprendre qu'en tant que commissaire-priseur, vous deviez éviter d'être vue en ma compagnie, puisque je vais être présenté aux enchères comme une espèce de trophée.

Sadie se crispa légèrement et détourna le regard de la toison sombre, visible dans l'échancrure de la tenue chirurgicale.

— Je vous demande de m'excuser.

Elle aurait voulu lui crier qu'il était père et s'enfuir, mais ce n'était pas vraiment le lieu idéal pour la discussion sérieuse qui s'ensuivrait.

— Je suis vraiment désolée, continua-t-elle, mais j'ai été complètement déstabilisée, quand vous êtes apparu à l'hôpital comme un génie surgissant hors de sa lampe. Vous étiez... incroyablement sexy, en tenue chirurgicale.

Un petit sourire étira les lèvres de Roman.

— Incroyablement sexy, c'est bien ce que vous venez de dire ?

Sadie rougit et le regard de Roman sembla s'adoucir.

— Vous pensiez que nous ne devions pas nous voir en dehors du travail. Pourquoi ce revirement ?

Sadie se mordit la lèvre inférieure.

— Vous l'avez dit vous-même, répliqua-t-elle avec un haussement d'épaules, nous sommes collègues. Autant clarifier la situation, après... vous savez.

Pour l'instant, elle n'était pas prête à lui dire qu'ils avaient conçu un bébé ensemble.

Les secondes s'écoulèrent, tandis qu'il la fixait avec intensité.

Plus ils restaient là, plus ils risquaient d'être remarqués par une personne qu'elle connaissait, quelqu'un qui pouvait demander des nouvelles du bébé.

Le bébé de Roman !

Il ne fallait surtout pas qu'il apprenne sa paternité accidentellement.

— Vous êtes d'accord, oui ou non ? demanda-t-elle en se dirigeant vers la porte.

Elle s'efforçait de masquer le tourbillon d'émotions qui faisait rage en elle. Ses hormones la travaillaient… sans compter que ses seins l'avertissaient qu'il était temps de rentrer pour nourrir Milly.

— Écoutez, Sadie, dit enfin Roman, je suis un homme simple et si je suis là, c'est juste pour faire mon travail avant de repartir dans trois semaines et demie. Je ne veux pas être impliqué dans quelque chose de… compliqué.

Sadie se força à sourire.

Bien sûr… pas de liens, pas de racines… et un enfant constituait une complication de taille. Il était bien le même homme qu'elle avait rencontré à Vienne, mais pour elle, tout avait changé… pour le mieux.

— Quoi qu'il en soit, continua-t-il, je n'ai pas la moindre envie de jouer à de petits jeux.

— Bien sûr.

Si elle avait accepté de boire un verre avec lui, quand *il* le lui avait proposé, elle n'aurait pas été obligée de s'aplatir devant lui maintenant.

— Je veux juste discuter en privé avec vous en dehors de l'hôpital.

C'était ridicule ! Elle le suppliait d'accepter un rendez-vous platonique, alors qu'elle brûlait d'envie de lui arracher ses vêtements.

Tout se liguait clairement contre elle.

— Je vais être honnête, dit-il, vous semblez totalement différente de la femme que j'ai rencontrée à Vienne. Vous êtes évasive, difficile à cerner, ne sachant pas exactement ce que vous voulez.

Sadie laissa échapper une exclamation, horrifiée à l'idée qu'il voyait si clairement en elle. Mais elle *était* différente, en effet, depuis qu'elle avait donné naissance à *leur* fille.

— Je suis la même personne, sauf que j'ai un an de plus et que je me suis assagie.

Elle ne lui avait pas menti, cette nuit-là. Oui, le désir l'avait emporté sur la raison, mais elle ne cherchait pas plus que lui à s'engager dans une liaison.

Il fronça les sourcils.

— Tout à l'heure, dit-il d'une voix calme qui commençait à agacer Sadie, j'ai senti... comment dit-on, en anglais... ? que vous éprouviez de l'hostilité à mon égard.

— Quoi ?

— Je pensais que nous pourrions nous comporter en adultes, mais à un moment vous refusez mon invitation, et à l'instant suivant, vous changez d'avis.

— Je n'étais pas hostile. Je crois que le mot que vous cherchez est « circonspecte ».

Il eut un petit sourire en coin.

— J'en chercherai le sens. Je m'interroge encore sur la signification de « draguer ».

Frappée par l'absurdité de cette querelle, Sadie éclata de rire et secoua la tête.

Lorsqu'elle leva les yeux vers Roman, elle vit qu'il souriait.

— Donc, vous acceptez de boire un verre avec moi, oui ou non ? demanda-t-elle.

Elle continuait d'espérer qu'il pouvait réagir positivement en apprenant qu'il était père. Évidemment, en ce qui le concernait, Milly n'était pas désirée, mais pour elle, Milly était un précieux miracle.

Il se pencha vers elle.

— Comment pourrais-je refuser une invitation aussi romantique ?

Il fixa un instant la bouche de Sadie, qui retint sa respiration.

— Merci, dit-elle enfin.

De ses doigts tremblants, elle sortit un morceau de papier de sa poche et le lui tendit.

— C'est mon numéro de téléphone. Il y a un bar, pas très loin d'ici. Je ne travaille pas demain, alors dites-moi si on peut se voir le soir.

Le visage impassible, il hocha la tête et glissa le papier dans sa poche de poitrine.

À cet instant, un technicien apparut et ils s'écartèrent l'un de l'autre.

— On est prêts, docteur, indiqua-t-il à Roman.

— Je vous enverrai un SMS, dit ce dernier à Sadie.

Après lui avoir lancé un dernier regard, il s'éloigna, la laissant aux prises avec un nouvel assaut hormonal absolument épuisant.

Elle attendit qu'il ait disparu avant de s'affaisser contre le mur. La situation était encore pire qu'elle le craignait. Parce que peu importait l'attirance qu'il lui inspirait, elle avait besoin de voir en lui un collègue et un père, rien de plus.

5

Le lendemain soir, Roman se leva en voyant Sadie franchir le seuil du bar. Vêtue d'un jean noir et d'un haut rouge, des créoles en argent aux oreilles, elle était sensationnelle.

Lissant le devant de sa chemise d'une main, il alla à sa rencontre pour l'accueillir, tâchant de ne pas oublier qu'il ne s'agissait pas d'un rendez-vous amoureux. Sauf qu'il parcourut du regard sa taille fine, sa poitrine ronde et la courbe sensuelle de ses hanches.

Roman réprima un grognement frustré, soulagé quand elle lui adressa ce sourire hésitant qu'il avait trouvé tellement séduisant le soir de leur première rencontre.

Elle était là, cette indéniable alchimie qui avait transformé deux étrangers en amants.

— Salut, vous êtes très belle.

Déposant un baiser sur sa joue, il sentit l'odeur de son shampoing et ferma brièvement les yeux, submergé par un flot de souvenirs érotiques.

— Merci, dit-elle lorsqu'il écarta une chaise de la table avant de s'asseoir en face d'elle. Je suis heureuse que vous soyez venu, ajouta-t-elle avec une lueur d'inquiétude dans les yeux.

— Pas de souci.

Il avait pris une décision : il dirait à Sadie pourquoi il ne s'engageait avec aucune femme et déménageait continuellement.

Son histoire n'était pas vraiment amusante, mais avec un peu de chance, il parviendrait à ne plus être obsédé par elle et ils pourraient entretenir des relations professionnelles normales.

Après le passage du serveur, ils restèrent un instant silencieux. Roman avait choisi une table proche de la fenêtre et légèrement à l'écart des autres.

— Je suis désolé...

— Je voulais m'excuser...

Ils avaient parlé en même temps, ce qui les fit rire et allégea l'atmosphère.

— Après vous, dit-il.

Calant ses avant-bras, il la regarda derrière la flamme vacillante de la bougie posée sur la table.

— Je souhaitais m'excuser pour hier, commença-t-elle, les yeux baissés. Votre apparition m'a totalement prise par surprise, surtout sur mon lieu de travail.

Roman hocha la tête, fasciné par la façon dont elle jouait avec une mèche de ses cheveux qui tombaient en vagues souples sur ses épaules. Il aurait voulu y plonger la figure pour les respirer.

— Moi aussi. Je regrette que ce soir-là, à Vienne, nous n'ayons pas parlé de nos métiers. J'étais remplaçant, à l'hôpital.

— Et moi, je participais à une conférence sur les progrès réalisés en pédiatrie.

Roman se détendit. Il retrouvait la jeune femme enjouée et animée rencontrée à Vienne. Sa seule vue suffisait à décharger une sécrétion d'endorphines dans son sang. Mais il ne pouvait pas se laisser distraire de son but.

— Écoutez, Sadie, je crois que je vous dois une explication... Je n'ai pas été complètement franc, lors de notre première rencontre.

Elle commença à secouer la tête, comme pour le faire taire, mais il avait besoin de mettre cartes sur table. Cela les aiderait à mettre de côté leur attirance mutuelle et si ce n'était pas le cas, son prochain poste en Irlande le guérirait finalement de son obsession.

— Laissez-moi parler, s'il vous plaît.

Elle se figea, semblant plus inquiète encore qu'auparavant.

Roman inspira profondément. Comme toujours, il avait besoin de s'endurcir avant de parler de son deuil.

— Je ne raconte pas à tout le monde mon histoire, mais vis-à-vis de vous, je crois que c'est nécessaire.

— Roman ! Vous ne me devez aucune explication. En fait, j'ai quelque chose...

Il leva la main.

— Laissez-moi parler. Ensuite, j'espère que vous me comprendrez mieux.

— D'accord, fit-elle d'une petite voix.

Roman profita du fait que le serveur apportait leurs commandes pour se préparer. Sa confession ne manquerait pas d'être douloureuse, mais il espérait qu'elle gommerait toute gêne, entre Sadie et lui. Elle comprendrait qu'il était le même homme qu'à Vienne et qu'il ne cherchait pas à trouver l'amour.

— J'ai été marié autrefois, dit-il après le départ du serveur.

Il lutta contre la douleur familière qui lui broyait la poitrine. Elle variait d'intensité suivant qu'il parvenait ou non à s'occuper l'esprit, mais elle ne disparaissait jamais.

— Ah... d'accord.

— Mon épouse est morte il y a quatre ans.

Sadie leva vivement les yeux vers lui.

— Oh ! je suis navrée, murmura-t-elle avec compassion.

Roman secoua la tête, cherchant à se rappeler la dernière fois qu'il s'était confié à quelqu'un.

— Depuis, j'ai vécu en solitaire... c'est ce que j'étais le soir de notre rencontre, quand nous cherchions tous les deux à éviter la Saint-Valentin.

Sadie posa la main sur la sienne.

La juxtaposition discordante du chagrin et de l'excitation imprima une secousse dans tout son corps.

— Je tenais à expliquer comment je peux accepter un rendez-vous pour une bonne cause, afin d'aider des enfants malades, mais je ne suis pas et ne serai jamais en quête d'une relation stable.

— Vous avez mal, murmura-t-elle comme pour elle-même, les yeux humides. Vraiment, vous n'avez pas à vous justifier davantage.

Roman ne s'attendait pas à ce qu'elle semble aussi dévastée. Certes, elle avait le cœur sur la main. Il avait vu comment elle se comportait envers ses petits patients, dont elle était la favorite. Mais la compassion qu'elle lui manifestait le troublait profondément.

— Je sais, mais ce n'est pas tout…

Il se frotta le menton et inspira une fois de plus pour se donner le courage de continuer.

— … J'avais aussi un petit garçon de six ans. Il se trouvait dans la voiture avec ma femme, la nuit de l'accident. Ils sont morts tous les deux.

Portant la main à sa bouche, Sadie pâlit mortellement.

— Mon Dieu ! s'exclama-t-elle, les yeux remplis de larmes. Je suis tellement navrée, Roman !

Il retourna sa main et ils restèrent un moment paume contre paume.

— Inutile d'en dire davantage.

Il lui adressa un sourire triste.

Maintenant, elle connaissait ses moments les plus sombres.

Comme il la regardait dans les yeux, elle déglutit péniblement, luttant visiblement pour se calmer.

— Je voulais seulement être franc avec vous, reprit-il, de façon à éviter tout malentendu. Bien sûr, vous êtes davantage pour moi qu'une collègue de travail, même si notre relation physique est derrière nous, dorénavant.

Il crut déceler de la déception dans le regard qu'elle lui lança.

— Dorénavant, vous savez que je ne vous ai pas traquée jusqu'à Londres. L'an dernier, quand je vous ai dit que je détestais la Saint-Valentin, je ne vous mentais pas.

Il sourit à Sadie, touché qu'elle semble aussi affectée par son histoire. Mais maintenant, il voulait alléger l'atmosphère.

— Je suis toujours dans le même état d'esprit, poursuivit-il, mais Sammy a une force de persuasion à laquelle je n'ai pas su résister.

— Oui... Cela explique tout.

Roman remarqua la pâleur de Sadie, qui semblait agitée et tirait sur l'encolure de son sweater.

— On n'est pas obligés d'en parler si vous n'en avez pas envie, murmura-t-elle, mais comment faites-vous pour supporter tout ça ?

— Je me suis éloigné de Prague, où j'avais tous mes souvenirs avec ma famille. C'est pour cette raison que les remplacements me conviennent. Je déménage sans cesse et je m'efforce de mener une existence simple... travail, sommeil, travail.

— Une pierre qui roule, dit-elle en baissant les yeux vers leurs mains, toujours pressées l'une contre l'autre.

Elle retira la sienne et avala une gorgée de sa boisson.

— Merci de m'avoir écouté, dit Roman. J'espère que maintenant nous pourrons travailler ensemble sans éprouver aucune gêne.

Qui sait ? Ils pourraient peut-être devenir amis ? Bien que pour l'instant, il n'eût pas la moindre idée de la façon dont il pourrait briser l'attraction qu'elle exerçait sur lui.

Elle hocha la tête, un sourire un peu forcé aux lèvres.

— C'est ce que je veux aussi.

De nouveau, elle paraissait distante.

— À mon tour de vous écouter, dit-il. De quoi vouliez-vous me parler ?

Il lui adressa un sourire encourageant.

Elle émit un petit rire nerveux et évita de croiser son regard.

L'estomac de Roman se noua. Il avait été honnête. Il avait éclairci la situation, mais elle continuait à se dérober.

Il se demandait si, en dehors de leur compatibilité sexuelle, Sadie et lui étaient sur la même longueur d'onde.

Le cœur de Sadie battait si vite qu'elle craignait de s'évanouir et de s'affaler sur la table. Mais après le récit tragique de Roman, ce scénario humiliant vaudrait mieux que de lui avouer la raison pour laquelle elle avait voulu le rencontrer ce soir.

Comment pourrait-elle lui parler de Milly, alors que cette nouvelle ne ferait qu'accroître son chagrin ?

Il avait perdu les personnes qu'il aimait le plus au monde et elle ne pouvait pas lui causer une douleur supplémentaire. Les révélations qu'elle comptait lui faire devaient être porteuses de joie et d'optimisme, non pas être assombries par la tristesse bien compréhensible du moment.

Mais y aurait-il jamais un moment approprié pour lui dire qu'il était de nouveau père ?

Elle se creusa la cervelle en hâte afin de trouver un autre sujet de discussion.

— Je... euh... voulais vous poser quelques questions... pour préparer la soirée de collecte de fonds. Je dois rédiger une petite biographie afin de lancer l'enchère. Vous êtes d'accord ?

La collecte de fonds. Cela paraissait tellement trivial, maintenant !

— Bien sûr, répliqua-t-il avec un haussement d'épaules.

Sadie réprima les larmes qui lui montaient aux yeux, toujours secouée par le drame qu'avait vécu Roman et ce que cela impliquait pour Milly.

Depuis qu'il était rentré dans l'unité Grand Soleil, elle s'était demandé quel genre de père il ferait et quel type de relation il pourrait établir avec sa fille. Mais désormais, elle n'avait aucune garantie qu'il voudrait même la connaître.

Pire encore, elle pouvait le comprendre.

En tant que mère, Sadie pouvait à peine concevoir la douleur qu'il avait vécue. C'était le pire cauchemar de n'importe quel parent.

S'il avait décidé de fuir tout engagement, ce n'était pas parce qu'il refusait d'assumer des responsabilités, comme elle l'avait cru. C'était tout simplement un mécanisme de défense.

Et cela, elle le comprenait parfaitement.

Elle prit son téléphone et fit mine de lire une liste de questions.

— Pourquoi avez-vous choisi la pédiatrie ? demanda-t-elle.

La façon dont il la fixa intensément, comme s'il était capable de lire tous ses secrets, était à la fois terrifiante, excitante et troublante.

Comment pouvait-elle être attirée à ce point par cet homme ?

— Mon oncle est chirurgien en République tchèque, dit-il avec une affection visible. En grandissant, j'ai su que je voulais aider les gens. Quand j'étais en spécialité de chirurgie, j'ai complété ma formation en chirurgie pédiatrique et ça m'a énormément plu.

Son visage s'animait. Seul un certain type de personnes supportait de soigner des enfants malades. Mais il devait y avoir des moments où son travail lui rappelait son propre fils. Son implication et son dévouement, déjà impressionnants, prenaient une dimension nouvelle sous cet éclairage.

— J'aime la variété de ce travail, continua-t-il, des étincelles dans les yeux.

Sadie hocha la tête et prit quelques notes sur son téléphone. Chaque mot qu'il prononçait trouvait un écho en elle. Elle avait beau l'espérer, l'alchimie qui les unissait n'était pas près de s'évaporer.

— Et les remplacements doivent aussi accroître cette variété, remarqua-t-elle.

À l'idée qu'il allait quitter Londres et qu'elle ne le reverrait jamais, elle se sentit sombrer dans un grand vide. Grace et elle avaient toujours été très proches de leurs parents et elle souhaitait la même chose pour sa fille.

Mais elle ne pouvait blâmer Roman de ne pas vouloir fonder une famille à nouveau.

— Jusqu'à il y a quatre ans, continua-t-il, je n'avais jamais pensé partir de Prague un jour. J'étais heureux.

Son regard s'assombrit et Sadie regretta de ne pas avoir été suffisamment prudente, avec ses questions.

— J'avais tout, dit-il. Un métier que j'aimais, une famille...

Le cœur de Sadie se fendit. Son bébé adoré n'aurait jamais la chance de connaître cet homme bon. Cela faisait mal, même si elle comprenait les motifs de Roman.

Des souvenirs douloureux se pressèrent dans sa mémoire... le diagnostic terrible, les années passées à se languir d'un enfant, et le dernier coup infligé par Mark.

« C'est fini. J'ai rencontré quelqu'un d'autre. Elle est enceinte. »

— Et vous ? demanda soudain Roman. Vous avez toujours voulu travailler avec des enfants ?

Elle se détourna, terrifiée à l'idée que son instinct maternel la pousse à se lever pour lui révéler la vérité.

Vous avez une belle petite fille qui mérite d'avoir un père.

Elle s'éclaircit la voix avant de répondre.

— Pas vraiment. En revanche, j'ai toujours souhaité être médecin. Au départ, je ne pensais pas me spécialiser en pédiatrie... jusqu'à ce que j'apprenne que j'étais stérile.

Maintenant, c'était au tour de Roman d'être choqué et de lui prendre la main.

Il fallait vraiment qu'ils arrêtent de se toucher mutuellement !

— Ensuite, poursuivit-elle, je ne pouvais plus penser à autre chose qu'aux enfants.

Un sourire amer aux lèvres, elle revivait les années passées à gérer cette douleur. Elle y avait réussi jusqu'à ce que son ex décide qu'il voulait être père et la trompe.

Mais au fond, est-ce qu'elle n'avait pas toujours su que les grandes déclarations de Mark étaient trop belles pour être vraies ?

— Je suis navré de l'apprendre, Sadie, fit Roman en lui pressant légèrement les doigts.

Réalisant qu'elle venait de faire une confidence très importante à l'homme qu'elle souhaitait désespérément garder à distance, Sadie battit en retraite.

— Je vais bien, assura-t-elle.

À cause de cette nuit passée à Vienne dans les bras de Roman, elle n'avait plus droit à son empathie. Elle avait eu une chance inouïe en recevant un cadeau précieux en la petite personne de Milly.

Tâchant de ne pas penser au fait qu'elle lui cachait l'information la plus importante, elle se dépêcha de poursuivre :

— C'est ainsi que je me suis spécialisée en pédiatrie et j'adore mon métier.

— C'est pour cela que vous êtes célibataire ? À cause de votre stérilité ? demanda-t-il doucement, tout en lui caressant la paume de son pouce.

— En quelque sorte, dit-elle, heureuse de pouvoir être honnête pour une fois. Le soir de notre rencontre, c'était la première fois depuis six ans que je passais la Saint-Valentin toute seule.

Il hocha la tête, lui intimant silencieusement de continuer.

— Pendant tout le temps que nous avons vécu ensemble, mon ex a prétendu que mon infertilité n'avait aucune importance à ses yeux. Dès notre premier rendez-vous, je l'avais mis au courant et je croyais qu'il était d'accord pour ne jamais avoir d'enfant. Mais ses promesses n'étaient que mensonges. Il a changé d'avis, il m'a trompé et il est parti.

Un sourire tremblant aux lèvres, Sadie s'efforça de soutenir le regard de Roman. Elle ne voulait pas de sa pitié.

Il passa soudain au tutoiement :

— Je suis navré que tu aies été trahie d'une façon aussi moche, déclara-t-il avec une émotion visible. Il ne te méritait pas.

En Sadie, la pression monta d'un cran. Elle brûlait de lui dire la vérité.

Ne sois pas désolé pour moi, parce que j'ai accouché de ta fille…

Ces mots se pressaient sur ses lèvres, sans pour autant les franchir.

Au lieu de cela, elle murmura :

— Qu'est-ce qu'on fait maintenant ?

Leurs mains étaient toujours enlacées, rappelant à Sadie les caresses de Roman. Elle aurait dû lui retirer la sienne, mais elle n'y parvenait pas. Comment était-il possible de se sentir aussi proche d'un homme qu'elle n'avait connu que pendant quelques jours ?

— Maintenant que nous avons mis cartes sur table, je suggère que nous soyons amis, répliqua Roman.

Sauf qu'elle ne lui avait pas tout dit. En réalité, elle lui cachait le plus important.

— En revanche, continua-t-il, je crois que nous devrions reconnaître cette attirance mutuelle qui peut compliquer les choses.

Il la fixait dans les yeux comme si elle le fascinait, comme s'il ne pouvait pas détourner son regard.

— C'est exact, reconnut-elle, prise d'un léger vertige.

Les prunelles bleues étincelèrent.

— Je dois admettre que lorsque je t'ai vue à l'hôpital, j'ai envisagé que nous apprenions à nous connaître mieux pendant que je suis à Londres. On pourrait sortir quelquefois ensemble, maintenant que tu comprends pourquoi je suis incapable de m'engager sérieusement.

Sadie hocha la tête, submergée par un espoir teinté de déception.

— Je comprends totalement.

Sauf qu'elle aurait souhaité autre chose pour Milly.

Une autre pensée lui vint brutalement : les enchères !

— Écoute, je pourrais persuader Sammy de trouver quelqu'un d'autre, pour la collecte de fonds.

— On dirait que tu protèges mon honneur, répliqua-t-il avec un sourire. Mais j'ai dit que je le ferais et je suis un homme de parole. Crois-le ou non, mais si je me suis laissé convaincre, c'est parce que j'essayais d'oublier la femme extraordinaire que j'avais rencontrée à Vienne.

Il avait pensé à elle pendant tout ce temps ? Il avait lutté, tout comme elle, pour effacer de sa mémoire la nuit qu'ils avaient passée ensemble ? Sadie battit des paupières, fascinée par le désir qu'elle lisait dans les yeux de Roman.

Nul doute que s'ils s'abandonnaient encore l'un à l'autre, ils connaîtraient l'extase. Mais maintenant qu'elle en savait davantage sur lui, il lui était impossible de lui révéler l'existence de Milly.

Pas ce soir.

— Cette nuit-là, dit-il, tu m'as apporté un apaisement dont j'ignorais avoir besoin.

Portant les doigts de Sadie à ses lèvres, il les embrassa.

— Et grâce à toi, je me suis sentie de nouveau désirable, cette nuit-là, alors merci.

Il eut un petit sourire sexy qui enflamma Sadie.

Percevait-il cette connexion profonde entre eux ? Mais aussi forte soit-elle, elle ne pouvait être que temporaire, et il se pouvait qu'elle disparaisse une fois qu'elle lui aurait parlé de Milly.

Quand les yeux de Roman se posèrent sur sa bouche, Sadie résista à l'envie de se pencher pour l'embrasser.

— Je crois que je devrais partir, déclara-t-elle en retirant sa main.

La situation était déjà très compliquée. Elle devait se focaliser sur le bon moment pour lui dire qu'il était père et se préparer à sa réaction. Se laisser aller à leur attirance mutuelle maintenant ne ferait qu'empirer les choses.

Elle prit son téléphone et commanda un taxi, pressée de s'en aller pour s'éclaircir les idées.

Roman sembla déçu, mais il hocha la tête.

— Est-ce que je peux te raccompagner chez toi pour m'assurer que tu arrives saine et sauve ? demanda-t-il lorsqu'ils se dirigèrent vers le bar, où il régla l'addition.

Elle comprit qu'il n'utilisait pas de stratégie. Roman n'était pas ce genre d'homme. Mais Milly était à la maison avec Grace et prolonger cette proximité était une torture inutile.

Elle agita son téléphone.

— Je viens d'appeler un taxi, mais merci.

Pour leur bien à tous les deux, elle devait faire attention. Il ne fallait pas que les sentiments qu'il lui inspirait faussent son jugement.

— D'accord. Je peux quand même l'attendre avec toi ? demanda-t-il en lui ouvrant la porte.

— Bien sûr.

Une fois dehors, Sadie aborda un sujet léger.

— Je me disais... est-ce que tu as un smoking ? Ton élégance fera certainement monter les enchères, bien qu'une tenue chirurgicale puisse faire le job.

L'idée que d'autres femmes allaient « baver » sur lui déplaisait fortement à Sadie, bien qu'elle n'ait aucun droit d'exclusivité pour la seule raison qu'ils avaient passé une nuit ensemble, près d'un an auparavant.

— Je peux louer un smoking, mais je crois que tu aimes bien le look de chirurgien, non ? dit-il avec un sourire entendu. Je crois que le mot que tu as utilisé était « sexy » ?

— Je pourrais dire d'un gâteau au chocolat qu'il est sexy, ce ne serait pas une raison pour en abuser.

S'approchant d'elle, il lui murmura à l'oreille :

— Sauf qu'une fois qu'on y a goûté, tu sais combien il sera bon la prochaine fois.

Sadie frissonna d'excitation et de désir. Il avait raison : une fois ne suffisait pas.

Mais avant qu'elle fasse la bêtise de l'embrasser, une voiture se gara contre le trottoir.

— C'est mon taxi, dit-elle avec soulagement.

Roman passa un bras autour de sa taille.

— Permets-moi d'aller avec toi, que je te sache en sécurité.

Cette sollicitude touchait profondément Sadie, qui secoua négativement la tête. Il était temps de se séparer, pourtant elle n'avait pas envie de le quitter, après cette soirée chargée en émotions.

— Ne t'inquiète pas pour moi. Et toi ? Comment te sens-tu après, tu sais... notre discussion ?

Elle détestait le laisser seul avec son chagrin, alors qu'elle avait une belle petite fille à câliner.

— Je vais bien. Bonne nuit, Sadie.

Il se pencha pour déposer un baiser sur sa joue comme il l'avait fait en l'accueillant. Sadie se figea. Elle aurait pu facilement lever le visage vers lui jusqu'à ce que leurs bouches se rencontrent...

Mais la situation était encore plus complexe qu'auparavant et elle trouva en elle la force de monter précipitamment dans le taxi.

Plus tard, dans la nuit, elle embrassa son bébé repu et endormi après l'avoir allaité.

— Je me suis trompée sur ton père, murmura-t-elle, pensant au SMS qu'il lui avait envoyé au moment où elle rentrait chez elle.

Merci de m'avertir que tu es bien rentrée, et merci de m'avoir écouté.

— Il est complexe, blessé, continua-t-elle. J'espère qu'il finira par faire ta connaissance et que tu lui procureras autant de joie que tu m'en as donnée.

Juste avant de s'endormir, elle réfléchit à la situation impossible dans laquelle elle se trouvait. Elle ne pouvait pas faire l'amour avec Roman, même si elle en avait très envie. Et jusqu'à ce qu'elle trouve le bon moment, elle ne pouvait pas non plus lui révéler l'existence de Milly.

Elle n'avait aucune idée de ce qu'elle allait faire, mais elle devrait se décider très vite, avant que ses options ne deviennent de plus en plus limitées.

6

Deux jours plus tard, un peu avant l'aube, Sadie se tenait au chevet d'un petit garçon de huit ans, Josh. Elle fixait obstinément l'écran du moniteur afin de surveiller sa saturation en oxygène, son rythme cardiaque et sa respiration. L'enfant était aussi un patient de Roman. Il avait été admis auparavant pour une ablation de la rate, due à un accident de voiture. Il avait perdu beaucoup de sang, ce qui avait nécessité une transfusion, et il avait passé plusieurs jours en soins intensifs après l'opération.

Au début de la nuit de garde de Sadie, Josh avait fait une poussée de fièvre due à une infection des voies respiratoires exigeant une surveillance constante.

Sadie baissa les yeux vers le petit garçon endormi. Elle ne pouvait s'empêcher de penser que Roman avait perdu un fils d'à peu près le même âge.

Depuis qu'il lui avait fait ces confidences, elle l'avait entrevu de loin. Mais plus les jours passaient, plus elle ressentait le besoin urgent de lui révéler qu'il avait une petite fille.

Elle se le répétait pour la millième fois, quand le rideau qui entourait le lit de Josh fut tiré, et Roman apparut comme s'il l'avait entendue murmurer son nom.

Il adressa à Sadie un bref sourire.

— Comment va-t-il ?

— Son état est stable pour le moment, chuchota-t-elle. J'ai

commencé à lui administrer un antibiotique à large spectre. Avec un peu de chance, on va réussir à venir à bout de cette infection.

— Allons discuter dans le bureau, suggéra Roman au moment où une infirmière entrait pour prendre le relais des observations.

— J'ai dit aux parents d'aller boire une boisson chaude dans la salle d'attente, dit Sadie lorsqu'ils entrèrent dans le petit bureau du service.

Elle avait laissé sur l'écran du moniteur les radios thoraciques de Josh. Roman fit une pause pour les examiner.

— L'amélioration est subtile. C'est du beau boulot !

Il lui adressa un sourire approbateur qui fit battre plus vite le cœur de Sadie, en dépit de son inquiétude pour le patient.

Elle hocha la tête, incapable de se débarrasser de son malaise, sans doute parce qu'elle faisait un parallèle entre Josh et le fils de Roman. Lorsqu'elle le regardait et qu'elle pensait aux yeux bleus de Milly, elle se demandait si l'enfant lui avait ressemblé. Est-ce que Milly rappellerait à Roman son demi-frère ? Et comment pourrait-il en éprouver de la joie, après la perte terrible qu'il avait subie ?

— Tu es inquiète, remarqua-t-il.

Il posa sur elle un regard compréhensif. Leur spécialité impliquait fréquemment une lourde charge émotionnelle.

Les enjeux semblaient souvent plus importants en pédiatrie qu'en médecine générale. Il paraissait injuste que des enfants soient confrontés à la maladie et l'objectivité était une règle de base.

Depuis qu'elle était mère, ou parce qu'elle savait ce que Roman avait traversé, Sadie ne pouvait pas s'empêcher de voir chaque cas à travers les yeux d'un parent.

— Un peu, admit-elle avec un soupir. J'espère que le traitement sera efficace.

— Tu fais tout ce que tu peux, dit-il en s'approchant d'elle pour poser une main sur son épaule. Dis-moi ce qui te tracasse, en dehors de cela.

Bien sûr, il sentait intuitivement qu'il y avait autre chose.

— Je ne sais pas, répliqua Sadie en fixant ses pieds. Parfois, on a du mal à garder ses distances.

Par rapport au travail… par rapport à lui… par rapport au fait qu'elle voulait des choses impossibles.

— Il arrive qu'un patient nous touche plus qu'un autre, dit Roman. Nous ne sommes que des humains.

Sadie sentit les larmes lui monter aux yeux.

— Et la nuit, poursuivit Roman en lui prenant la main, la situation nous paraît toujours plus critique. Je l'examinerai encore avec toi au lever du soleil.

Sadie hocha la tête. Elle lui était reconnaissante de lui apporter son soutien, mais il était 3 heures du matin et il aurait dû retourner au bloc. Elle ne devait pas être égoïste sous prétexte que son secret était de plus en plus lourd à supporter.

— Comment vas-tu, depuis l'autre soir ? demanda-t-elle en lui serrant légèrement la main. Je n'ai pas arrêté de penser à toi et de m'inquiéter. Notre travail peut être pesant, parfois.

Ces derniers jours, elle l'avait observé lorsqu'il était dans le service, et son respect à son égard n'avait cessé de croître. Il restait toujours calme, que ce soit avec leurs petits patients ou avec les parents. Il semblait être toujours le dernier chirurgien à rentrer chez lui et le premier à arriver à l'hôpital. Même maintenant, il était visiblement revenu entre deux opérations pour examiner les plus atteints de ses patients.

Il lui adressa ce demi-sourire qui faisait fondre Sadie.

— Tu n'as pas à te faire de souci pour moi, dit-il en pressant ses doigts. Au cours des années, j'ai développé des stratégies. Tu auras peut-être remarqué que je suis un bourreau de travail. D'ailleurs j'ai davantage peur d'oublier que de me rappeler.

La gorge de Sadie se serra.

— Tu as peur d'oublier ta famille ?

Il hocha brièvement la tête, une lueur torturée dans les yeux.

— Mon fils, en particulier. J'ai amassé de nombreux souvenirs de Karolina, pendant notre vie commune.

— Je suis désolée… est-ce que je peux te demander le prénom de ton fils ?

— Il s'appelait Mikolas, répliqua Roman avec tendresse. Nous l'appelions Miko.

— Miko, répéta Sadie, les yeux emplis de larmes. J'adore ce prénom.

Il évoquait pour elle un petit garçon dynamique au rire contagieux qui avait le même sourire que son père. Un homme qui avait une telle capacité d'amour et de dévouement aurait certainement une petite place dans son cœur pour Milly ?

— Tu as un grand cœur, Sadie, murmura Roman en lui caressant la joue.

— Toi aussi, souffla-t-elle à son tour.

— Cela fait de toi un excellent médecin, continua-t-il en la regardant dans les yeux. Mais la compassion et l'empathie te rendent également vulnérable. Sois gentille, veille aussi sur toi. D'accord ?

Elle acquiesça. Bien sûr, elle était fatiguée, mais une grande partie de son épuisement venait du fait qu'elle luttait contre l'attirance qu'il lui inspirait chaque fois qu'ils se parlaient. Parfois, malgré les erreurs du passé, on se devait de suivre son instinct.

Vienne n'avait pas été une erreur.

Un baiser n'en serait certainement pas une non plus.

Les tempes bourdonnantes, elle rapprocha son visage de celui de Roman. Aussitôt, il se pencha pour l'embrasser sur la bouche.

Elle entrouvrit les lèvres sans aucune hésitation.

C'était aussi bon qu'avant. Meilleur.

Elle ferma les yeux lorsqu'il la serra contre lui à l'étouffer.

En dehors du bureau, le service était calme. Les patients dormaient pour la plupart pendant que le personnel faisait des rondes silencieuses. Ils avaient toutefois laissé la porte entrouverte et n'importe qui aurait pu entrer.

Mais pour rien au monde Sadie n'aurait interrompu ce baiser. Elle glissa les doigts dans les cheveux de Roman et leurs deux langues entamèrent une danse langoureuse. Pendant ce moment de folie, elle avait besoin de concentrer tous ses désirs dans ce baiser.

Bientôt. Elle y mettrait fin bientôt. C'était une question de secondes.

Elle recula jusqu'au bureau sur lequel elle s'assit à demi. Roman laissa échapper un grognement et pressa son corps entre ses cuisses écartées. Leur étreinte devint frénétique, disant à Sadie qu'il la désirait autant qu'elle le désirait.

S'accordant une dernière minute de délice, elle lui répondit avec une passion égale. Elle devait admettre finalement que tout cela était inévitable depuis l'instant où il avait mis les pieds dans son service. Tant pis s'il ne devait pas rester !

Sauf qu'il y avait une seule chose importante : Milly, la fille de Roman, le bébé qu'ils avaient conçu à Vienne.

Un bébé dont il ignorait l'existence.

Au prix d'un énorme effort, elle s'arracha à son étreinte.

— On ne peut pas faire ça, dit-elle d'une voix haletante.

— Bien entendu, répliqua-t-il, nageant visiblement en pleine confusion. Je suis désolé, ajouta-t-il en passant la paume sur son visage. Je n'ai pas réfléchi.

Sadie secoua frénétiquement la tête. Malheureusement, leur principal problème n'était pas de s'être embrassés sur leur lieu de travail. Il y avait plus grave, et que le moment soit approprié ou non, elle ne pouvait retarder plus longtemps la révélation qu'elle devait lui faire.

Même s'il réagissait par la colère et ne voulait rien avoir à faire avec sa petite Milly, il était temps que Roman apprenne l'existence de sa fille.

La respiration entrecoupée, Roman fut pris de vertige après avoir été ramené si soudainement à la réalité.

— C'est moi qui suis désolée, dit Sadie en le prenant par le bras.

Les lèvres gonflées par ses baisers, elle était plus belle que jamais.

Bien entendu, il avait conscience que l'hôpital n'était pas le lieu approprié pour s'abandonner à ses plus bas instincts, mais la beauté de Sadie, sa sollicitude envers Josh et même l'intérêt qu'elle portait à Miko avaient balayé toute prudence.

Il la voulait.

— Il faut qu'on parle, Roman.

— Ce n'était vraiment pas professionnel de ma part, Sadie. Je n'aurais pas dû te toucher et je te présente toutes mes excuses.

Elle fronça les sourcils, le fixant avec ce qui ressemblait à de la peur dans ses yeux.

— Ce n'est pas cela. Je voulais t'embrasser, moi aussi. C'est juste...

Elle s'interrompit pour passer la langue sur les lèvres qu'il embrassait un instant auparavant avec tant de passion.

— Il faut que je te dise quelque chose, reprit-elle.

Elle semblait si déterminée que le sang de Roman se glaça.

— D'accord, dit-il en reculant d'un pas. Qu'est-ce que c'est ?

Elle marcha jusqu'au bureau et se retourna pour lui faire face.

— J'aurais dû t'en parler avant. Je voulais te le dire. J'ai failli le faire tellement de fois ! C'est juste... que je n'ai jamais trouvé le bon moment. Je sais que l'instant présent n'est pas non plus l'idéal. Nous sommes au milieu de la nuit et nous avons tous les deux du travail, mais je dois être franche envers toi parce que nous nous sommes embrassés et...

— Parle, je t'en supplie !

Les souvenirs se pressaient dans sa mémoire : cette nuit terrible, quatre ans auparavant, lorsqu'il s'était retrouvé dans le couloir sombre d'un hôpital pendant qu'un pauvre jeune urgentiste lui donnait des nouvelles que personne ne voulait entendre.

— Ne sois pas fâché contre moi, je ne voulais pas te blesser.

Le blesser ? Qu'est-ce qu'elle avait fait ?

— Contente-toi de me dire de quoi il s'agit. Tu es malade ? Tu vas quitter le pays ? Tu as rencontré quelqu'un d'autre ?

— C'est juste...

Roman faillit hurler de frustration. Il avait épuisé toutes ses ressources de patience en attendant qu'elle prononce les paroles qu'elle retenait.

Finalement, elle leva les yeux vers lui.

— J'ai eu un bébé, annonça-t-elle.

Il fallut quelques secondes à Roman pour intégrer l'information.

— Oh ! c'est génial. Toutes mes félicitations. C'est une très bonne nouvelle, non ?

Elle ne paraissait pas heureuse, mais plutôt nauséeuse.

— Oui, bien sûr.

Roman était submergé par le soulagement. Elle n'était pas malade, mais simplement mère.

— Si je comprends bien, tu as une relation ?

Il fit la grimace, pensant aux baisers passionnés qu'ils venaient d'échanger.

— Tu aurais dû me le dire. Je ne t'aurais pas embrassée, si j'avais su.

Maintenant que le choc était passé, il réalisait ce qu'elle venait de lui apprendre. Il n'avait aucun droit de l'embrasser. Elle méritait d'être heureuse, elle méritait beaucoup plus que tout ce qu'il pouvait lui offrir.

— Tu ne comprends pas, commença-t-elle avec une sorte de désespoir.

— Explique-moi, en ce cas.

— Je n'ai couché avec personne d'autre depuis toi. Depuis Vienne.

Roman fronça les sourcils. Le brouillard qui obscurcissait son esprit commençait à se dissiper.

Un éclair jaillit dans son cerveau.

Elle avait donné naissance à *son bébé*.

Devinant qu'il venait de comprendre, Sadie hocha la tête.

— Nous... euh... avons fait un bébé, cette nuit de la Saint-Valentin.

La première pensée de Roman le terrorisa.

— Un bébé ? Quelque chose est arrivé ? Au bébé ?

— Non. C'est une très belle petite fille de deux mois.

— Quoi ?

Le sol sembla se dérober sous les pieds de Roman, qui tendit la main pour s'appuyer au bureau. Ça ne pouvait pas être vrai.

Il avait un enfant. Un autre enfant. Âgé de deux mois.

— On a utilisé des préservatifs, marmonna-t-il, s'accrochant bêtement à la première idée qui lui venait à l'esprit. Et tu m'as dit récemment que tu étais stérile.

Il ne voulait pas se montrer accusateur, mais il avait le sentiment de nager en plein délire.

— C'est vrai. Milly est un petit miracle.

— Pourquoi ne me l'as-tu pas dit plus tôt ?

Les yeux fixés sur Sadie, il tentait de réprimer les émotions qui le martelaient comme des coups de poing infligés par un boxeur de la catégorie poids lourds.

— Je suis navrée, dit Sadie, les yeux brillants de larmes. Je sais que c'est un choc, pour toi.

Pris de nausée, Roman ferma les yeux. Cela ne l'aida pas, car tout ce qu'il pouvait voir, c'était son beau petit garçon de deux mois. Comment pouvait-il être père à nouveau, alors qu'il était complètement cassé de l'intérieur ? Comment pourrait-il aimer un autre enfant, alors que son cœur était plein de Karolina et de Miko ?

— Si j'avais pu te contacter pendant ces onze mois, continuait Sadie, je t'aurais prévenu aussitôt que j'aurais découvert ma grossesse. Et quand tu es arrivé ici, j'étais tellement secouée que je n'ai pas trouvé les mots. Je n'ai jamais eu l'intention de te le cacher. J'ai voulu te le dire dès le premier jour. Mais j'étais toujours attirée par toi et pour couronner le tout, j'ai appris que tu étais le beau médecin mis aux enchères.

Roman ouvrit les yeux.

— Elle va bien ?

En lui l'instinct de protection reprenait ses droits, même s'il ne connaissait pas cet enfant... son enfant.

Maintenant, le visage de Sadie ruisselait de larmes.

— Elle est en parfaite santé. Je suis navrée que tu aies appris cette nouvelle de cette façon.

— Moi aussi.

— J'ai appelé l'hôtel, à Vienne. Mais même s'il connaissait ton nom, ils sont tenus à des règles de confidentialité. Et quand nous avons pris un verre ensemble, je voulais t'en parler, mais tu as partagé ton passé avec moi et j'ai eu peur de te bouleverser encore un peu plus.

À cet instant, le bipeur de Roman retentit.

Passant la main dans ses cheveux, il marmonna :

— Je dois aller au bloc.

— Bien sûr, répliqua Sadie en s'essuyant les joues du dos de la main. Je suis tellement désolée, Roman. Sache que je n'attends rien de toi. Je sais que tu vas quitter Londres bientôt, tout comme je sais que tu ne voulais pas d'autre enfant.

Il la fixa un instant, frappé par la pâleur de Sadie et son regard torturé.

— Je comprends ce que tu ressens. Il n'y a pas de problème.

— Tu sais ce que je ressens ? Parce que je ne peux même pas commencer à exprimer mes sentiments.

Il semblait à Roman que plusieurs heures s'étaient écoulées depuis qu'ils s'étaient embrassés.

Presque l'espace d'une vie.

Si seulement leur attirance mutuelle avait pu rester son unique préoccupation ! Maintenant, d'autres problèmes se profilaient à l'horizon. Ils n'étaient plus seulement d'anciens amants réunis, ils étaient des parents.

Désormais, il y avait un petit bébé nommé Milly.

Submergé par des émotions contradictoires, il sortit de la pièce et se précipita au bloc.

Pouvait-il être père de nouveau ?

Pouvait-il aimer un autre enfant ?

Et ce bébé pourrait-il effacer encore plus ses précieux souvenirs de Miko ?

7

Deux jours plus tard, Sadie entra dans la salle où se tenait la réunion de concertation multidisciplinaire pédiatrique. Elle avait lieu une fois par semaine et permettait à des professionnels de différentes spécialités de revoir ensemble les diagnostics et les options de traitement.

Son cœur se mit à battre plus vite, car Roman pouvait y participer. Elle ne l'avait pas revu depuis cette nuit fatale durant laquelle il l'avait embrassée et où elle lui avait parlé de Milly.

La salle était plongée dans l'obscurité pendant qu'un radiologue commentait les clichés d'une IRM projetés sur un grand écran.

Sadie prit place à l'arrière et parcourut les sièges occupés du regard pour voir si Roman était là. Elle le vit au premier rang, près de deux oncologues pédiatriques, son beau profil éclairé par la lueur provenant de l'écran.

Ces deux derniers jours, elle avait été relativement soulagée qu'il ne vienne pas dans le service. Elle ne pouvait pas le blâmer d'avoir du mal à accepter l'existence de Milly, mais elle ne cessait de se demander s'il accepterait de lui faire une place dans sa vie.

Dans le cas contraire, elle serait anéantie.

Elle sursauta quand les lampes s'allumèrent, tandis que les discussions se poursuivaient.

— Ce que nous venons de voir, dit Roman, c'est un stade deux de néphroblastome. Est-ce que dans ce cas, vous prescrivez une chimiothérapie néoadjuvante ? En d'autres termes, est-ce que tout le monde est d'accord pour que j'opère ?

Comment pouvait-il être... aussi normal, alors que Sadie avait l'impression d'être une somnambule ?

Attendant qu'on lui réponde, Roman balaya la salle des yeux.

Son regard tomba sur Sadie.

Elle se figea, retenant son souffle jusqu'à ce qu'il se détourne pour reprendre le fil de la discussion.

Sadie déglutit péniblement, la gorge sèche. Elle n'arrivait pas à comprendre qu'il puisse lui inspirer un désir aussi fort alors qu'ils avaient des problèmes monumentaux à résoudre.

Pour l'instant, Roman avait juste besoin de panser ses blessures. Elle craignait de l'avoir blessé de façon irréparable, d'avoir ruiné tout espoir qu'ils puissent former un jour une équipe parentale. Qu'il ne veuille rien avoir à faire avec elle ou son bébé adoré.

Quand le traitement du patient atteint de néphroblastome eut été examiné, l'assemblée passa à d'autres cas. Sadie tenta de se concentrer sur les délibérations cliniques, mais son attention ne cessait de se reporter sur la nuque de Roman.

Quand la réunion prit fin, elle se dépêcha de gagner la sortie.

— Docteur Barnes, un mot, s'il vous plaît, fit la voix de Roman dans son dos.

Les nerfs à vif, elle gagna un renfoncement, dans le couloir, pour éviter le flot des personnes qui quittaient la salle.

Aujourd'hui, Roman portait un costume bleu marine, une chemise blanche et une cravate qui lui conféraient une élégance inhabituelle.

On aurait dit qu'il faisait exprès de la tenter.

C'était vraiment injuste !

— Merci de m'avoir attendu, dit-il poliment, comme s'ils étaient de parfaits étrangers. Comment allez-vous ?

— Très bien, docteur Jezek, et vous-même ?

Elle s'enfonça davantage dans le recoin, consciente que la

salle se vidait de leurs collègues et que ce n'était pas le lieu d'une conversation privée.

Lorsqu'il n'y eut plus personne, Roman se rapprocha d'elle et lui prit la main.

— Écoute, je voulais m'excuser, fit-il d'une voix enrouée par l'émotion.

— C'est inutile, tu n'as rien fait de mal.

Au prix d'un énorme effort, elle lui retira sa main.

Maintenant qu'ils étaient tous près l'un de l'autre, elle voyait les cernes sombres, sous ses yeux, comme s'il n'avait pas dormi.

Une grosse boule se forma dans la gorge de Sadie. Son cœur se fendait pour cet homme blessé.

— La dernière fois que nous nous sommes parlé, dit-il, j'ai été complètement débordé et j'ai mal réagi. Je t'ai accusée et ce n'était pas mon intention.

— J'ai compris. Tu venais de subir un énorme choc, répliqua-t-elle avec compassion.

Elle avait eu neuf mois pour intégrer le fait qu'elle allait être mère. Elle ne pouvait pas lui en vouloir, bien que cela eût été plus facile s'il avait mieux pris la nouvelle.

— Si cela peut te consoler, je me sens horriblement coupable de t'avoir embrassé sur notre lieu de travail, murmura-t-elle, et ensuite d'avoir lancé cette bombe.

Elle aurait dû trouver le moyen de lui en parler plus tôt, et dans un lieu privé.

Le regard de Roman s'adoucit, tandis qu'une ombre de sourire jouait sur ses lèvres.

— Tu n'as aucune raison de te sentir coupable, et en ce qui concerne le baiser, j'ai une grande part de responsabilité. Ce n'est pas ce que j'ai fait de plus malin, je l'avoue.

Soudain, Sadie fut en feu, même si la signification de ce qu'il venait de dire n'était pas très claire. Regrettait-il de l'avoir embrassée ? Ou bien de l'avoir fait à l'hôpital ? Mais ce n'était qu'un détail... ils avaient des questions bien plus importantes à régler.

S'assurant qu'ils étaient bien seuls, elle demanda courageusement :

— Je ne veux pas te presser, mais est-ce que tu as pensé à ce que tu veux faire ?

Retenant son souffle, elle vit le visage de Roman crispé par le doute et elle en ressentit une déception intense. Bien sûr, elle pouvait élever Milly seule, mais elle aurait souhaité que son enfant entretienne une relation positive avec son père.

— Je voudrais pouvoir te répondre, répliqua-t-il enfin avec un soupir, mais il faut que tu m'accordes un peu de temps. Tu crois que c'est possible ?

— Bien sûr. Je te remercie pour ton honnêteté.

Cette réponse prudente mais franche valait mieux que les grandes déclarations de Mark. Au moins, la situation n'était pas pire qu'auparavant et Sadie pouvait poursuivre sa routine avec Milly.

Sauf que le voir à l'hôpital et le désirer en dépit de tout constituait une véritable torture.

— Où est-elle, en ce moment ? demanda-t-il. Qui la garde, pendant que tu travailles ?

Elle fut touchée qu'il se préoccupe de sa fille.

— Elle est chez moi avec ma sœur, qui est nourrice attitrée. J'ai pleine confiance en elle.

Il parut rassuré, mais il serra la mâchoire, comme s'il retenait d'autres questions.

— Tu aimerais voir sa photo ? suggéra Sadie. Je ne t'en voudrai pas si tu dis non.

Il hocha imperceptiblement la tête.

La gorge serrée par l'appréhension, Sadie sortit son téléphone de sa poche et afficha une photo récente. Milly dormait comme un ange, ses doigts minuscules serrés pour former des petits poings dodus.

Roman prit le téléphone dans ses mains tremblantes, l'air égaré. Sadie ne l'avait jamais vu aussi hésitant.

Portant une main à sa bouche comme pour réprimer un cri, il scruta l'image.

— Tu ne peux pas le voir, sur cette photo, dit-elle, mais elle a tes yeux. Dès sa naissance, quand elle m'a regardée, je les ai reconnus.

— Comme Miko, murmura-t-il.

Au niveau de ses tempes, Sadie sentait son sang battre de plus en plus fort. L'espoir naissait en elle. Cette réaction à la vue de sa fille était prometteuse, non ?

À cet instant la sonnerie de son téléphone retentit, brisant ce moment étrange. Roman le lui tendit aussitôt et passa la main sur son visage hagard.

Sadie parla un instant avec l'infirmière de l'unité Grand Soleil, jetant un regard inquiet à Roman à mesure qu'elle entendait les nouvelles.

— C'est Josh, indiqua-t-elle. Sa saturation est en train de tomber, il respire très vite et il est cyanosé. Il faut que j'y aille.

— Je t'accompagne.

Ils se mirent à courir côte à côte et parvinrent en quelques minutes dans le service. Lorsqu'ils arrivèrent, la respiration de Josh était haletante et ses lèvres étaient bleues, malgré le masque à oxygène.

Sadie sortit son stéthoscope et l'ausculta aussitôt pendant que Roman étudiait la dernière radio thoracique et les analyses sanguines.

— Murmures respiratoires affaiblis à droite, dit-elle.

Roman ausculta l'enfant à son tour.

— Emphysème sous-cutané, annonça-t-il.

Il invita Sadie à palper la poitrine de l'enfant. Leurs regards se rencontrèrent.

Le pneumothorax était une complication de la pneumonie. Dans le cas de Josh, il semblait que l'air fuyait, non seulement dans la cavité pleurale mais aussi sous sa peau.

Roman pensait-il à Miko ? Après son accident de voiture, le petit garçon aurait pu présenter les mêmes symptômes.

— On emmène Josh en salle de soins, dit-il. Nous avons immédiatement besoin d'une radio portable, ajouta-t-il à l'intention de Sammy, qui était apparue à leur côté.

Le traitement consistait à poser un drain thoracique. Sadie l'avait fait de nombreuses fois en urgence. Pendant qu'on appelait les parents pour qu'ils signent le consentement, on leur apporta la radio portable qui confirmerait le diagnostic.

Sadie et Roman préparèrent le matériel dont ils allaient avoir besoin.

— Tu t'en charges et je t'assiste, dit-il, visiblement inquiet pour leur patient.

— Merci, répliqua-t-elle.

Ils pouvaient ne pas avoir d'avenir commun, mais lorsqu'il s'agissait de leur travail, ils étaient capables de mettre leurs problèmes personnels de côté. Dans un hôpital, la confiance était ce qui importait le plus.

Après lui avoir adressé un sourire rassurant, Roman lui tendit des gants. La radio portable confirma le diagnostic de pneumothorax. Pendant que le médecin administrait par intraveineuse un léger sédatif à l'enfant, Sadie injecta un anesthésique local entre ses côtes.

Elle se tourna ensuite vers Roman pour avoir confirmation que tout était prêt pour l'intervention.

— Lentement et sûrement, dit-il avec un hochement de tête encourageant.

En tant que chirurgien senior, il aurait pu facilement prendre en charge l'intervention ou quitter la salle et la laisser faire toute seule. Mais en restant pour l'assister, il montrait à Sadie qu'il avait confiance en elle.

Elle ne pouvait demander plus.

Quand la procédure fut terminée, le drain était en place pour aspirer l'air qui s'échappait de la cavité pleurale. Le poumon allait pouvoir se remplir de nouveau. Roman et Sadie laissèrent Josh sous la surveillance de son infirmière et de ses parents.

— Beau boulot, dit Roman pendant qu'ils se lavaient les mains avant de gagner le bureau du service où Sadie saisirait ses notes sur l'intervention, dans le dossier de Josh.

— Merci pour ton aide. Je ne l'avais jamais fait avec un chirurgien, auparavant.

Réalisant qu'elle venait de prononcer une phrase à double sens, elle porta la main à sa bouche.

— Pardon ! C'est sorti tout seul.

Mais sa gaffe avait suffi à alléger l'atmosphère.

— Ne t'inquiète pas, dit Roman, une lueur malicieuse dans les yeux. J'ai compris ce que tu voulais dire.

À cet instant, les doutes qui avaient tourmenté Sadie ces derniers jours s'évaporèrent. À l'hôpital, ils formaient une bonne équipe. Certainement, avec un peu de patience, de délicatesse et l'honnêteté qui les caractérisait tous les deux, ils parviendraient à gérer cette situation.

Après avoir refermé la porte du bureau derrière eux, elle s'approcha de Roman et posa la main sur son bras.

— Je me disais... et crois bien que je ne veux pas faire pression sur toi... est-ce que tu aimerais rencontrer Milly ? Ma sœur l'amène au café qui se trouve de l'autre côté de la rue à l'heure du déjeuner. De cette façon je peux l'allaiter et manger un sandwich. Tu seras le bienvenu, si cela te dit. Mais si tu penses que c'est trop tôt ou que c'est une mauvaise idée, il n'y a pas de souci.

Roman la prit par surprise en posant son index sur sa bouche. Il lui sourit avec une indulgence montrant qu'il la trouvait amusante.

— S'il te plaît, plus de bavardage nerveux. Je trouve que c'est une bonne idée.

Au contact de son doigt, Sadie sentit ses lèvres s'enflammer.

— À quelle heure seras-tu au café ? demanda-t-il.

— À 13 heures, sauf urgence, bien entendu.

— Je ne te promets rien, déclara-t-il, la main sur la poignée de la porte.

— D'accord, murmura-t-elle.

Avant de sortir de la pièce, il lui lança un dernier regard où elle crut déceler un trouble teinté de chagrin.

Sadie laissa échapper un long soupir et porta la main à son cœur. En ne refusant pas son invitation, Roman venait de faire un petit pas dans la bonne direction.

8

La gorge serrée, Roman jeta un coup d'œil à travers la vitre du café. La salle était pleine, à l'heure du déjeuner, mais il repéra aussitôt Sadie, assise à une table avec une femme qui était visiblement sa jumelle. Un landau se trouvait entre les deux femmes, mais il ne pouvait pas voir Milly.

Il remarqua que Sadie regardait souvent son téléphone tout en bavardant avec sa sœur. Il était clair qu'elle l'attendait et qu'elle craignait qu'il ne vienne pas.

Il éprouva à son égard une soudaine compassion. Cette situation n'était pas facile pour elle non plus.

Roman franchit le seuil du café. Dès l'instant où Sadie lui avait proposé de rencontrer sa fille, il n'avait cessé d'y penser.

Il ne pouvait pas agir comme si elle n'existait pas.

Lorsqu'il s'approcha de leur table, Sadie et sa sœur levèrent les yeux vers lui.

— Grace, je te présente Roman Jezek, déclara Sadie. Roman, voici Grace, ma sœur jumelle, comme tu dois t'en douter.

— Ravie de faire votre connaissance, dit Grace en se levant. Je dois passer un coup de fil.

Sur ces mots, elle s'éclipsa discrètement.

Debout, Roman fixait la capote du landau. Il avait imaginé cet instant un million de fois depuis que Sadie lui avait révélé l'existence de Milly. Mais maintenant qu'il allait la voir, il redoutait que ses jambes ne le trahissent.

— Tu devrais t'asseoir, suggéra Sadie, comme si elle devinait son trouble intérieur.

Il obéit machinalement. Il se sentait « cassable », comme s'il pouvait se briser en mille morceaux au moindre faux mouvement.

Tendant le bras, Sadie prit sa main dans la sienne.

— Tu veux la voir ? demanda-t-elle, un petit sourire compréhensif aux lèvres.

— Oui.

Il avait peur que sa voix ne trahisse la multitude d'émotions contradictoires qui le submergeaient.

Il avait passé quatre longues années à les réprimer pour se protéger contre la douleur et il ignorait s'il serait capable d'ouvrir à nouveau son cœur. Le désir de voir cet enfant était si fort qu'il serra les poings pour s'empêcher de tourner le landau dans sa direction.

Il éprouvait aussi de la culpabilité à l'idée qu'il allait trahir Miko. Comme si connaître sa fille lui ferait oublier son fils.

— Elle s'est endormie après que je l'ai nourrie, déclara Sadie en orientant la poussette vers lui.

Le temps s'arrêta.

Elle dormait, ses petites mains près de son visage, ses cils délicats frôlant ses joues rondes.

— Tu ne trouves pas qu'elle est belle ?

Sadie contemplait son bébé, le visage rayonnant d'amour maternel. Roman se rappela que Karolina regardait leur fils de la même façon.

Il acquiesça d'un signe de tête, incapable de détourner le regard de sa minuscule fille. Elle ressemblait à Miko au même âge, elle avait les mêmes cheveux sombres et vaporeux, le même mignon petit nez et le même menton creusé d'une fossette.

La douleur poignarda Roman au souvenir de son fils bien-aimé. Il aurait eu dix ans aujourd'hui et il aurait été un grand frère parfait, un exemple à la fois drôle et responsable.

— Elle ressemble à son frère, dit-il, mais aussi à toi.

Lorsqu'il croisa le regard de Sadie, il vit ses beaux yeux étincelants de larmes. Tendant le bras, il posa sa paume sur sa joue et en effaça une de son pouce.

Il devait cesser de la toucher. Les sentiments qu'il éprouvait pour elle ne faisaient que compliquer la situation. Mais son contact lui faisait du bien, lui rappelant leur connexion avant qu'il apprenne l'existence du bébé.

— Je suis désolée, Roman. Si c'est trop pour toi, je le comprends, sincèrement. Je ne peux pas imaginer ce que tu ressens, mais je devine à quel point c'est dur.

Roman fut touché par autant de maturité et d'empathie.

— Mais je veux que tu saches que pour moi, continua-t-elle en posant la main sur son cœur, Milly est tout, elle représente un miracle que je n'aurais jamais cru pouvoir vivre un jour. Elle est profondément aimée et elle le sera toujours.

C'était une façon de lui dire qu'il était libre de toute responsabilité.

— Je souhaite contribuer financièrement à l'éducation de Milly, répliqua-t-il d'une voix enrouée.

Il ne savait pas encore ce qu'il voulait, mais aucun des scénarios qu'il pouvait envisager ne lui convenait. Quoi qu'il en soit, il venait de prendre cette décision inspirée par son sens des responsabilités. C'était aussi la moins douloureuse.

Sadie fronça les sourcils, comme si cette idée ne lui était jamais venue à l'esprit.

— C'est inutile. Comme tu le sais, la sécurité de mon emploi est assurée et elle ne manquera jamais de rien.

Ayant perçu une note défensive dans la voix de Sadie, Roman pinça les lèvres.

— Mais pour moi, c'est nécessaire. Nous avons fait cet enfant ensemble, après tout.

— D'accord... si tu veux.

Roman jeta un coup d'œil à son téléphone pour connaître l'heure. L'écran s'illumina et Sadie put voir l'image de fond.

— C'est Miko, n'est-ce pas ?

Il hocha la tête malgré la douleur qu'il éprouvait toujours en voyant sa photo préférée de Karolina et Miko.

Tendant l'appareil à Sadie, il expliqua :

— Karolina venait de le chatouiller, quand je les ai photographiés.

Un doux sourire aux lèvres, Sadie fixait l'écran. Bien entendu il était partial, mais le rire et la joie de son fils auraient fait sourire n'importe qui.

— On dirait une mini-version de toi, chuchota-t-elle, mais avec les cheveux clairs de sa maman.

— Il était brun à la naissance, comme Milly.

Roman jeta de nouveau un coup d'œil à sa fille endormie. Pouvait-il être le père que méritait cette innocente petite fille ? Sadie lui rendit le téléphone et il fit la grimace à la vue de l'heure.

— Il faut que je parte. On m'attend en consultation.

— Bien sûr. Tu... ça va aller ?

Il hocha machinalement la tête, même s'il n'en était pas certain. La découverte de sa paternité était lourde de conséquences, de responsabilités et de craintes pour la sécurité et le bien-être de l'enfant.

— Je t'appellerai, dit-il en se levant. Je sais que nous avons besoin de discuter, mais je travaille, aujourd'hui.

Il aurait voulu offrir à Sadie davantage qu'une aide financière.

— Quand tu seras prêt, répondit-elle, je serai là.

Le souci, c'était qu'il ne serait peut-être jamais prêt à être le genre de père que Milly méritait. Il avait déjà vécu cette expérience et il avait la conviction d'avoir fait défaut à son fils.

Il était médecin, le père de ce petit garçon. Il aurait dû être là pour lui au moment où Miko en avait le plus besoin. C'était totalement irrationnel, mais ce n'en était pas moins viscéral et ravageur. Jusqu'à ce qu'il soit réconcilié avec lui-même, il se refuserait à trahir la confiance de n'importe qui d'autre.

Le soir suivant, Sadie allait quitter les urgences après avoir fait hospitaliser un dernier patient, un enfant de sept ans présentant les symptômes d'une appendicite, quand une infirmière lui demanda d'examiner un nouvel arrivant.

— Bébé de neuf mois. Ingestion possible d'un corps étranger, dit-elle en lui tendant le rapport des ambulanciers.

Sadie se précipita vers la salle de réanimation, où les cas les plus graves étaient envoyés dès leur arrivée aux urgences.

Sam, le bébé, pleurnichait et bavait. Un son aigu sortait de sa gorge à chaque respiration. Après un bref récit des parents, qui ne l'avaient pas vu en train d'avaler quelque chose, Sadie expliqua :

— Je crois qu'un objet est coincé dans la gorge de Sam.

Sortant son stéthoscope, elle l'ausculta et regarda dans sa bouche.

— Il peut se trouver en haut de sa trachée ou de son œsophage, dit-elle d'une voix calme, alors que l'urgence faisait bouillonner son sang. La plupart des objets avalés ressortent avec les selles sans aucune intervention, mais je ne pense pas que ce sera le cas cette fois-ci. Il est coincé et Sam a du mal à respirer. Je vais faire quelques examens.

Pendant que les parents inquiets s'efforçaient de calmer Sam, elle prescrivit une radio thoracique en urgence et fit appeler le chirurgien de garde. Si cet objet n'était pas très vite retiré, il pouvait causer des dommages au niveau des tissus, avec des conséquences tout au long de la vie du petit Sam.

— Je vais demander à un collègue chirurgien d'examiner Sam, expliqua-t-elle aux parents. Il se peut qu'on doive le sédater légèrement pour retirer ce qui s'est logé à l'intérieur de sa gorge.

Tout en parlant, elle pensait à Milly qui n'avait que quelques mois de moins que Sam. Les parents parurent horrifiés, ce qui était bien normal. Sadie les laissa avec l'infirmière, qui s'efforçait avec une patience infinie de persuader Sam d'accepter la canule nasale à oxygène.

Sadie examinait la radio thoracique quand Roman arriva.

— Qu'est-ce qu'on a ? demanda-t-il en lui adressant le sourire qui faisait battre son cœur plus vite.

Se plantant près d'elle, il regarda l'écran par-dessus son épaule. Aussitôt, le parfum de son eau de toilette chatouilla les narines de Sadie et des souvenirs incongrus se pressèrent dans son esprit.

Elle en eut la chair de poule…

— Ah ! fit-il. Un corps étranger. On dirait un cube en plastique.

Apparemment, leur proximité le laissait complètement indifférent, alors que tout le corps de Sadie s'enflammait.

— C'est aussi ce que j'ai pensé, dit-elle en s'écartant par instinct de survie. Tu ne devrais pas être parti ? Tu étais déjà de garde la nuit dernière.

Des cernes sombres soulignaient le regard bleu, ses cheveux étaient en désordre et sa tenue chirurgicale froissée.

— J'allais partir, mais mon interne est occupé. J'ai dit que j'irais voir ce qui se passait. C'est gentil de ta part d'y penser.

— Normal, répliqua Sadie en rougissant.

— Bon, voyons ce qu'on peut faire pour ce bébé.

Il écarta le rideau derrière lequel se trouvaient Sam et ses parents. Le bébé refusait absolument la canule nasale. De ses petites mains potelées, il s'efforçait de la repousser. À la vue de Roman, un nouvel arrivant dans la longue suite d'étrangers effrayants, il éclata en sanglots pitoyables.

Roman commença par se présenter aux parents :

— Je m'appelle Roman Jezek. Le Dr Barnes a identifié un corps étranger dans la gorge Sam.

Tout en parlant, il tendit son téléphone au bébé, qui se calma immédiatement, distrait par l'écran lumineux.

La poitrine de Sadie se gonfla de tendresse. Il était vraiment excellent, tellement naturel avec les enfants et les parents ! Pour la millième fois, elle se demanda quel genre de père il ferait pour leur petite fille, si seulement il parvenait à surmonter son chagrin.

Mais il ne serait peut-être jamais prêt, et elle devait l'accepter.

— Nous devons l'enlever avant qu'il ne cause des dommages, vous comprenez ?

Les parents hochèrent la tête à l'unisson.

Roman lança un regard à Sadie pour l'intégrer dans la procédure.

— Nous allons administrer à Sam un léger sédatif, dit-il en désignant le cathéter que Sadie avait déjà posé sur le bras du bébé. Le Dr Barnes et moi-même allons introduire un endoscope dans la gorge de Sam et avec un peu de chance, nous réussirons à retirer ce qui s'y trouve. Vous avez des questions ?

Visiblement soulagé que Roman prenne la direction des opérations, le couple fit signe que non.

Pendant que les parents signaient le consentement, Sadie injecta une dose infime de sédatif.

— Vous pouvez rester, si vous voulez, mais il va dormir et il ne saura pas vraiment que vous êtes là. Si vous craignez de ne pas supporter la procédure, vous pouvez vous rendre dans la salle d'attente.

Le couple préféra sortir, tandis que l'infirmière ajustait la canule nasale et plaçait un capteur au bout du petit index pour surveiller la saturation en oxygène du bébé.

Roman lança un coup d'œil à Sadie.

— Ça ne te posera pas de problème ? demanda-t-il en enfilant des gants avant de préparer l'endoscope.

Elle secoua négativement la tête.

L'espace d'un instant, ils se regardèrent dans les yeux, unis par une compréhension et une compassion mutuelles.

Ou peut-être n'était-ce que dans l'imagination de Sadie.

— D'accord, dit Roman.

Il frôla le bras de Sadie pour qu'elle se place à son côté et qu'ils puissent regarder ensemble la progression de l'endoscope sur l'écran.

Roman introduisit le tube flexible dans la gorge de Sam pendant que Sadie surveillait la respiration du bébé.

— On y est, dit-il, en haut de l'œsophage.

— Tu avais raison, c'est un cube en plastique.

— Exact. On va voir si je sais pêcher.

Roman écarta les branches du minuscule forceps, à l'extrémité de l'endoscope, pour tenter d'agripper le corps étranger.

Il fallut plusieurs tentatives, mais lorsqu'il y parvint, Sadie laissa échapper un soupir de soulagement.

Il lui adressa un petit sourire complice.

— Je sais… pendant une minute j'ai craint de devoir emmener ce petit bonhomme au bloc.

L'objet extrait et l'endoscope retiré, Roman ôta ses gants et se tourna vers l'une des infirmières.

— Pouvez-vous prévenir le papa et la maman que tout s'est bien passé ? Nous allons garder Sam en observation cette nuit.

Il baissa les yeux vers le bébé endormi qui respirait normalement, maintenant qu'il n'y avait plus d'obstruction.

Émerveillée, Sadie le vit caresser la tête de Sam et murmurer quelques mots en tchèque.

Il se redressa et leurs regards se croisèrent.

Le cœur de Sadie battait à tout rompre. Il était tellement irrésistible et intelligent ! Chaque fois qu'ils travaillaient ensemble, leur entente s'affirmait. À l'hôpital, ils avaient confiance l'un en l'autre, et Sadie aurait souhaité que cette harmonie existe dans leur vie privée.

— Qu'est-ce qu'il y a ? demanda-t-il en se débarrassant de ses gants dans la poubelle la plus proche.

Elle réprima l'envie de se jeter dans ses bras et de lui dire combien il était merveilleux.

— Rien.

— Tu rentres chez toi, maintenant ? demanda-t-il après avoir signé le formulaire d'admission de Sam. J'espérais qu'on pourrait discuter.

Elle décela en lui une vulnérabilité qu'elle aurait voulu guérir.

— J'ai terminé ma journée, affirma-t-elle.

Tandis qu'ils quittaient ensemble les urgences, l'appréhension noua l'estomac de Sadie.

— Tu ne seras pas surprise d'apprendre que j'ai réfléchi, dit-il en lui ouvrant la porte des casiers. Et j'ai décidé que je veux faire partie de la vie de Milly.

Le rythme cardiaque de Sadie s'accéléra davantage, si c'était possible.

— Roman, tu n'es pas obligé de prendre une décision aussi vite. Il n'y a aucune pression de ma part.

Il utilisa son badge pour entrer dans le vestiaire.

— Je le sais, mais ça vient de là, dit-il en posant la main sur sa poitrine.

Quand la porte se fut refermée derrière eux, il s'approcha de Sadie et la prit par les coudes.

— Je vois des bébés tous les jours à l'hôpital, et je ne pense qu'au mien. J'ai toujours l'impression d'avoir oublié quelque chose, comme si je n'avais pas éteint le four avant de sortir, ou que j'avais oublié mon passeport avant de me rendre à l'aéroport, ou encore qu'il me manquait une pince chirurgicale au bloc alors que mon patient est retourné dans sa chambre.

Sadie acquiesça avec empathie.

— Je peux le comprendre.

Si la situation avait été inversée et si elle avait eu une fille qu'elle n'avait jamais rencontrée, elle n'aurait jamais pu rester loin d'elle une seule journée.

— Prends Sam, par exemple, reprit Roman. Tout à l'heure, je n'arrêtais pas de me demander ce que j'aurais ressenti si cela avait été Milly qui avait eu besoin d'un traitement en urgence. Ça doit t'arriver aussi, non ?

Il avait raison, évidemment. Mais Roman avait subi la pire des épreuves qu'un parent puisse traverser. Peut-être ne s'en remettrait-il jamais. Elle ne voulait pas de promesses trop hâtives qu'elle aurait du mal à croire.

Comme s'il lisait dans son esprit, il continua :

— Je ne te ferai pas de grandes promesses, mais ces derniers jours m'ont démontré que j'avais besoin de rencontrer ma fille et d'apprendre à la connaître. Qu'est-ce que tu en penses ? conclut-il en prenant la main de Sadie.

L'anxiété serrait la gorge de Sadie. Comment pouvait-elle lui refuser ce qu'elle avait elle-même suggéré ? Alors qu'elle se sentait plus proche de lui chaque jour ? Quand Milly méritait d'avoir un père ?

Sauf qu'elle s'était tellement trompée avec Mark qu'elle se fiait difficilement à son propre instinct. Mais certainement, s'ils se montraient prudents et si elle pouvait réprimer le désir qu'il lui inspirait, ils pourraient avancer pas à pas et se manifester mutuellement la même confiance dont ils faisaient preuve à l'hôpital, mais cette fois dans leur vie privée.

— Je pense qu'il faudra y aller doucement, dit-elle finalement. Après tout, tu pars pour l'Irlande dans deux semaines.

Roman fronça légèrement les sourcils.

Mieux valait lui rappeler les faits, cependant. Elle avait beau se sentir de plus en plus proche de lui, il allait quitter Londres. Milly comptait plus que tout pour elle et faire confiance à Roman, en ce qui la concernait, constituait un pas de géant.

Mais pour le bien de sa fille, elle était prête à risquer le tout pour le tout.

— Je souhaite que Milly et toi fassiez connaissance, reprit-elle, alors si tu es certain d'être prêt...

La prenant dans ses bras, il déposa un baiser dans ses cheveux.

— Merci, je suis d'accord, nous procéderons au jour le jour.

Elle acquiesça, serrée contre sa poitrine et bouleversée par cette proximité. Elle espérait que cela marcherait pour le bien de son enfant bien-aimé.

Mais comment ferait-elle pour gérer son désir pour Roman ?

Il s'écarta de Sadie et baissa vers elle un regard hésitant.

— Ceci dit, qu'est-ce que tu dirais d'une promenade au zoo... juste nous trois ?

Il semblait tellement rempli d'espoir, tellement vulnérable, qu'elle ne put s'empêcher de lui adresser un faible sourire.

— C'est une bonne idée.

L'expression ravie de Roman lui brûla les yeux. Elle serait incapable de lui refuser quoi que ce soit, alors qu'elle avait toujours souhaité qu'il fasse partie de la vie de Milly. Mais si elle passait du temps avec lui, il lui serait très difficile de le garder à distance, émotionnellement et physiquement.

Serait-elle capable de respecter sa propre exigence et d'avancer au jour le jour ?

9

Ils avaient décidé de se retrouver devant l'entrée principale du zoo. Dès que Roman aperçut Sadie poussant devant elle le landau, il laissa échapper un soupir de soulagement.

Il ignorait ce que la journée leur réservait, mais il était temps d'accepter le fait que Sadie et lui avaient créé ensemble ce magnifique bébé.

Il ne pouvait s'en tenir éloigné plus longtemps.

Il vint à leur rencontre et dévora Milly du regard. Coiffée d'un petit chapeau de laine et enveloppée dans une couverture, elle était réveillée. Abasourdi par la beauté des grands yeux bleus, il cessa un instant de respirer.

Ce qui le secouait le plus, c'était l'amour instantané, l'instinct de protection viscéral qui se réveillaient en lui, teintés de culpabilité.

— Tu nous attends depuis longtemps ?

Sadie le scrutait avec la sollicitude qui la caractérisait.

— Pas trop, répliqua-t-il en se penchant pour déposer un baiser sur sa joue froide.

En réalité, il était arrivé très en avance, trop énervé pour demeurer entre les quatre murs du studio prêté par l'hôpital.

Prenant la main de Sadie, il se focalisa sur l'enfant.

— Merci d'avoir accepté cette sortie.

— Comment te sens-tu ? C'est un grand jour.

— Je suis nerveux, avoua Roman.

Elle leva vers lui ses beaux yeux empreints de compassion.

— On va y aller doucement, ensemble.

Touché par cette femme extraordinaire qui le comprenait si bien, il lui tendit le petit cadeau qu'il avait apporté.

— C'est pour Milly. Ouvre-le plus tard. Il fait froid, dehors.

Elle prit le paquet et le mit dans son sac. Une minute plus tard, Roman ouvrait pour elle la porte de l'aquarium.

— Allons voir quelques poissons.

Une fois à l'intérieur du bâtiment, Sadie déposa le landau dans l'espace attribué à cet effet, puis elle en sortit Milly et lui ôta son chapeau. L'électricité statique fit que les cheveux fins se dressèrent. Sadie se mit à rire et le bébé sourit, inconscient de sa propre drôlerie.

Le cœur de Roman fit un bond dans sa poitrine.

Ce bel instant d'amour maternel resterait gravé en lui à jamais. Un instant comme il en avait vécu des milliers avec Karolina et Miko.

Il ressentit une vive douleur au souvenir des jours heureux. Son euphorie actuelle était teintée de culpabilité parce qu'il avait déjà eu ce bonheur auparavant.

Tandis que Sadie soulevait Milly contre la vitre de l'aquarium rempli de poissons tropicaux colorés, Roman observait leurs interactions sublimes avec émerveillement.

Méritait-il une telle chance, alors qu'une partie de lui se sentait responsable de la mort de sa femme et de son fils ? Il avait passé des années à se torturer avec des questions sans réponse.

Et s'il avait conduit la voiture, au lieu d'être au travail ?

Et s'il avait pu leur apporter son aide médicale ?

Et s'ils étaient restés tous les trois à la maison, en sécurité ?

S'efforçant de chasser ces pensées injustes envers Milly, il la regarda agiter les bras et les jambes avec excitation.

Souriante, Sadie faisait des mimiques censées imiter les poissons. Animée par une joie contagieuse, elle se tourna vers Roman pour la partager avec lui.

Il fut submergé par un tsunami d'admiration et de désir. Être avec sa fille était un privilège merveilleux, regarder sa mère le faisait désirer celle-ci encore plus. Certes, il savait qu'elle était admirable avec les enfants, mais c'était différent.

Il s'agissait de *leur enfant*.

Il s'approcha d'elle et demanda :

— Qu'est-ce que tu as dit aux gens, sur le père de l'enfant ?

Sadie se raidit et cessa de sourire.

— Euh... pas grand-chose. Ma sœur est au courant, pour toi, évidemment. Mais personne ne le sait, à l'hôpital, si c'est ce qui t'inquiète.

Au contraire, Roman éprouvait le besoin primitif de faire savoir au monde entier qu'il avait conçu ce beau bébé.

— Je ne suis pas inquiet, juste curieux.

— Et toi ? s'enquit Sadie. Tu en as parlé ?

— Oui. À mes parents et à mes frères et sœurs.

— Tu en as combien ?

— Cinq. J'appartiens à une grande famille.

Sadie ouvrit de grands yeux.

— Cinq !

Un jour, Roman espérait qu'il pourrait leur présenter sa fille, mais il changea de sujet, se rappelant que la consigne était de vivre un jour à la fois.

— Dis-moi, comment Milly évolue ? Elle grandit, elle mange, elle dort bien ?

Il brûlait de la prendre dans ses bras.

— Elle est parfaite, répliqua Sadie en souriant. Elle fait tout ce qu'elle doit faire.

Une grosse boule dans la gorge, Roman ne dit rien... elle était parfaite.

— Tu aimerais la prendre dans tes bras ? demanda Sadie.

Il tendit instinctivement les mains, le cœur battant.

— Oui.

Sadie lui présenta le bébé, un grand sourire aux lèvres pour lui faire comprendre qu'elle était en sécurité avec cet inconnu.

Roman s'empara du précieux paquet, penchant la tête pour respirer son odeur, les yeux fermés. Il fut submergé par une vague de sentiments primitifs : une acceptation totale, un instinct de protection farouche et un déferlement d'amour.

Tout en s'adressant au bébé d'une voix rassurante, Sadie les enveloppa tous les deux de ses bras.

— Tout va bien.

L'espace d'un bref instant, Roman entrevit ce qui pourrait être, s'ils formaient une famille tous les trois. Mais il en avait déjà eu une.

Un frisson de panique courut le long de sa colonne vertébrale. Était-il capable d'être de nouveau un père convenable ? Aimer un autre enfant impliquait-il d'oublier Miko ? À cette idée, son sang se glaçait littéralement. Mais maintenant qu'il avait rencontré Milly, il doutait de pouvoir cesser de l'aimer.

— *Poklad*..., murmura-t-il en déposant un baiser sur le crâne du bébé.

— Qu'est-ce que ça veut dire ? demanda Sadie.

— Je l'ai appelée « trésor ».

Le regardant droit dans les yeux, elle acquiesça.

— Elle est précieuse.

— Merci, murmura Roman.

Cette femme avait réconforté son esprit brisé dès leur première nuit à Vienne. Elle lui avait rappelé qu'il était capable d'éprouver des sentiments positifs ou de la joie. Ensuite, elle avait bouleversé son univers en lui apprenant l'existence de leur fille.

— Pourquoi est-ce que tu me remercies ?

Les yeux de Sadie exprimaient une émotion et un désir qu'il était heureux d'y voir.

— Pour avoir fait un si beau bébé, pour m'avoir donné le temps de me faire à cette idée, pour accepter de partager Milly avec moi.

La voix de Roman se brisa sur le dernier mot.

— C'est normal. Je regrette seulement que tu aies manqué ses deux premiers mois. Du temps perdu parce que j'avais décidé de séduire un inconnu sans lui demander son nom et son numéro de téléphone.

Elle le fixait dans les yeux, son corps tiède pressé contre le sien. Il aurait été si facile de l'attirer plus près pour l'embrasser. Il brûlait d'explorer leur alchimie, leur connexion croissante, mais il savait qu'il devait se concentrer sur Milly.

— Elle t'a séduit, elle aussi, souffla Sadie, visiblement en proie au même dilemme.

À cet instant, il se produisit quelque chose d'extraordinaire : Milly sourit à Sadie, puis à Roman.

Il laissa échapper une exclamation.

Quels que soient ses doutes, il ne voulait pas laisser passer la seconde chance qui lui était offerte. Milly méritait d'avoir un père capable de repartir à zéro.

Elle méritait d'avoir autant de stabilité et d'amour qu'il en avait donné à Miko.

Tandis qu'ils échangeaient un long regard au-dessus de la tête de leur enfant, Sadie éprouva un désir intense pour cet homme merveilleux.

Elle avait le sentiment qu'entre eux, la connexion était de plus en plus puissante. Était-ce ce qu'on ressentait, lorsqu'on était en couple ?

Sauf que Roman et elle n'étaient pas en couple et ne le seraient jamais, pour de multiples raisons.

Il serait toujours amoureux d'une autre femme et elle-même avait très peu confiance en elle. Il venait d'une grande famille, alors que Milly serait certainement le seul enfant de Sadie. Il déménageait souvent pour oublier son chagrin d'avoir perdu sa famille, et après des années durant lesquelles elle avait accepté qu'elle ne serait jamais mère, Sadie avait du mal à imaginer la perspective d'une garde partagée.

Mais si Roman comptait faire partie de la vie de Milly, c'était exactement ce qui allait se passer.

Dans une tentative pour repousser la panique qui la menaçait, Sadie sortit le cadeau pour Milly de son sac.

— Je peux l'ouvrir, maintenant ?

— Bien sûr.

Un instant plus tard, elle découvrait un charmant canard de bois. Dès que le bébé vit le bec d'un jaune brillant, il l'agrippa de ses petits doigts.

— En République tchèque, les jouets de bois font partie de la tradition, expliqua Roman. Je sais que ce n'est pas le cas ici, mais je souhaitais lui offrir un cadeau venu de la plus ancienne boutique de jouets, à Prague.

Sadie devina qu'il avait dû offrir le même à son fils.

— Il est magnifique, murmura-t-elle. Elle va l'adorer.

Roman caressa les boucles souples, sur la nuque de Milly.

— Elle est extraordinaire, Sadie.

— Je sais.

La vue de cet homme sexy, compétent et intelligent, qui se comportait en père aimant était presque insupportable pour son pauvre corps soumis à ses hormones.

— Je me disais… tu n'as pas eu ton mot à dire, quand j'ai choisi son prénom. Si tu le souhaites, on pourrait en ajouter un deuxième d'origine tchèque.

— Ça me plairait beaucoup.

— Et aussi, je me suis dit que tu pourrais m'envoyer une photo de Miko. J'aimerais la faire encadrer pour qu'elle soit dans la chambre de Milly. Lorsqu'elle grandira, je pourrais lui parler de son grand frère.

Le regard bleu se chargea d'émotion. Il prit le visage de Sadie entre ses mains et caressa l'une de ses pommettes du pouce.

— Bien sûr. Tu es quelqu'un de spécial, Sadie, et une mère merveilleuse. Je sais que nous avons décidé d'y aller pas à pas, mais j'espère qu'un jour tu pourras amener Milly à Prague. Ma famille adorerait la voir.

— Je n'y avais pas pensé, mais… oui, si tes proches souhaitent faire sa connaissance.

Une peur sournoise s'insinua en Sadie. Quand leur fille serait plus âgée, les visites n'incluraient peut-être plus sa mère. L'idée que Milly et son père passeraient du temps ensemble sans elle était douloureuse, mais elle devrait s'y habituer. L'avenir impliquait la garde partagée, avec tout ce que cela comportait, concernant les fêtes et les anniversaires.

— J'ai l'impression que ma suggestion te met mal à l'aise, remarqua Roman. Tu es habituée à avoir Milly pour toi seule.

— Ce n'est pas cela. C'est juste que je n'aime pas anticiper trop à l'avance. La vie est… imprévisible, comme tu le sais, et j'essaye de vivre l'instant présent plutôt que me torturer avec ce qui pourrait arriver.

Lorsqu'elle avait rencontré Mark, c'était trop merveilleux pour être vrai. Et finalement, elle avait eu raison de douter.

Roman lui prit la main.

— D'accord.

Sadie se força à s'ouvrir davantage, car Roman avait droit à des explications.

— C'est une habitude que j'ai prise quand j'ai reçu mon diagnostic de stérilité, mais mon ex, Mark, était très démonstratif, il multipliait les grands gestes romantiques et il faisait des projets d'avenir pour nous deux. « Quand nous serons mariés, nous passerons notre lune de miel à Bali »… « Si nous achetons ce deux pièces à Islington, dans trois ans, nous pourrons nous payer une plus grande maison à Hampstead »… « Que dirais-tu de passer notre retraite en Espagne ? »

Elle se détourna pour ne pas voir la compassion dans les yeux de Roman.

— Pendant les années que nous avons passées ensemble, continua-t-elle, il m'a fait croire que notre avenir commun était bien tracé, que nous serions heureux même si je ne pouvais pas avoir d'enfants.

Roman se crispa, tandis que Sadie poursuivait son récit.

— Il prétendait que cela n'avait pas d'importance, jusqu'au jour où il m'a annoncé que tout était fini entre nous et qu'il avait une liaison avec une collègue depuis trois mois. Elle était enceinte et elle lui offrait la seule chose que je ne pouvais pas lui donner.

— Je suis navré que ton ex se soit comporté aussi mal, dit Roman en cherchant son regard.

— Je lui en ai surtout voulu de m'avoir utilisée comme bouche-trou jusqu'à ce qu'une femme mieux que moi se présente. En réalité, et bien qu'il l'ait toujours nié, ma stérilité était importante.

— Les gens mentent pour des tas de raisons, mais dans tous les cas c'était sa faute, pas la tienne.

Sadie haussa les épaules.

— Je sais. Quand nous nous sommes rencontrés à Vienne, j'avais tourné la page depuis longtemps.

Mais sa confiance en son propre jugement était encore meurtrie. Elle doutait encore de pouvoir être aimée.

— Tu mérites tellement mieux qu'un homme comme lui ! Tu es adorable, humaine, drôle et intelligente. Tu mérites quelqu'un qui...

Comme s'il lui venait à l'esprit une pensée déplaisante, il s'interrompit brusquement. Était-il jaloux de cet homme virtuel ? Détestait-il l'idée qu'un autre élève sa fille à sa place ? Ou tout simplement, refusait-il d'admettre qu'il ne serait jamais cet homme qu'elle méritait ?

Par bonheur, Milly se mit à pleurnicher et à se frotter les yeux, donnant à sa mère une raison légitime de mettre fin à cette conversation.

— C'est l'heure de la sieste, on ferait mieux d'y aller.

Sur ces mots, elle rhabilla Milly, puis Roman la remit dans le landau et posa sur elle la couverture. Lorsqu'ils parvinrent à la station de métro Camden Town, le bébé dormait déjà. Comme ils allaient dans des directions différentes, Sadie s'arrêta pour faire ses adieux à Roman.

— Merci pour aujourd'hui, lui dit-il en jetant un coup d'œil à Milly. Je sais que nous avons beaucoup de choses à voir ensemble, mais j'apprécie ta patience.

Il s'immobilisa, comme s'il ne pouvait pas se résoudre à s'éloigner de l'enfant.

— On a décidé d'y aller doucement, tu te rappelles ?

Il hocha la tête et hésita comme s'il avait quelque chose à ajouter.

— Ça va aller ? demanda Sadie.

Il hocha la tête pour la seconde fois, mais il ne bougea pas, scrutant le visage de Sadie pendant ce qui sembla à cette dernière une éternité.

Soudain, il parut prendre une décision et s'approcha d'elle pour déposer un baiser sur sa joue.

L'espace de quelques secondes, le temps sembla s'arrêter. Elle pensa un instant à tourner la tête pour que leurs bouches se rencontrent. Mais entre eux, l'attirance était trop forte. Elle le désirait tellement que si elle l'embrassait, elle l'inviterait chez elle et ils finiraient au lit.

Elle recula d'un pas.

— On se voit demain à l'hôpital.

Un instant plus tard, elle franchissait la barrière d'accès sans un regard en arrière.

Il aurait été si facile de se laisser aller à son désir pour Roman ! Après tout, ils étaient adultes, et l'un comme l'autre, ils ne feraient rien qui puisse faire obstacle à ce qui était le mieux pour Milly.

Était-ce la preuve qu'ils pourraient s'abandonner à leurs pulsions sans qu'il y ait de conséquences ?

Sauf que leur bébé était la preuve vivante que les conséquences pouvaient vous prendre par surprise.

10

— La bonne nouvelle, c'est que tu vas très bien, annonça Roman en posant la main sur l'épaule de Josh. On va pouvoir te retirer le drain.

Le garçon sourit timidement, mais ses yeux brillaient d'excitation.

— On peut le faire ce matin, affirma Sadie.

Elle ajouta quelques notes au dossier de Josh pendant que Roman répondait aux questions des parents.

Il se força à ne pas la regarder.

Depuis la balade au zoo, il n'avait cessé de penser à Milly et à Sadie, que l'amour maternel rendait encore plus désirable. La maternité révélait quelques aspects inconnus de sa personnalité. Il ne vivait que pour l'entrevoir au travail, il adorait les messages et les photos d'elle et de Milly, qu'elle lui envoyait. Même à cet instant, alors qu'elle était près de lui, leur connexion lui manquait.

Mais leur coparentalité n'impliquait pas une relation amoureuse… De toute façon, pour l'instant, il avait surtout besoin qu'on lui rappelle comment être père.

Sa fille… Il était si facilement tombé amoureux de son bébé ! Milly lui donnait une raison d'ouvrir les yeux le matin et elle occupait déjà une grande place dans son cœur.

Après l'accident, il avait adopté une existence solitaire. Il ne s'était pas rendu compte à quel point le quotidien familial lui manquait. Mais désormais, il ne pensait plus qu'à tout ce qu'il voudrait faire avec son enfant, à tous les moments passés ensemble qu'il chérirait.

Et tout cela, il le devait à Sadie, la femme qui avait donné naissance à leur fille, une femme passionnée et humaine qui avait été si gravement blessée.

Pourraient-ils former une famille à eux trois ?

Sadie le souhaiterait-elle, après tout ce qu'elle avait vécu ?

Parce que si quelque chose se passait mal, il pourrait tout perdre.

— Tu veux bien te charger d'ôter le drain ? lui demanda-t-il lorsqu'ils quittèrent le chevet de Josh.

— Bien sûr.

Elle leva vers lui un regard interrogateur.

Elle voulait savoir s'il allait bien après avoir rencontré Milly. Pouvait-il lui expliquer le conflit interne qu'il vivait, déchiré qu'il était entre son passé douloureux et sa rencontre avec sa petite fille ?

Chaque fois qu'il était témoin de l'amour entre Sadie et Milly, il se rappelait celui de Karolina pour Miko.

Chaque fois qu'il prenait Milly dans ses bras, respirait son odeur et touchait sa peau douce, ses souvenirs de Miko étaient plus vivaces.

— Elle me manque, murmura-t-il, sachant que Sadie comprendrait. Elle va bien ?

Le service bourdonnait d'activité, il n'y avait pas d'espace privé et il devait se rendre au bloc. Seulement, il ne parvenait pas à s'éloigner.

— Elle est en pleine forme, répliqua Sadie avec un grand sourire qui illumina ses yeux. Pourquoi ne viendrais-tu pas la voir après le travail ? On pourra parler de la collecte de fonds en lui donnant son bain. Tu pourras lui lire une histoire.

Une douleur douce-amère serra la gorge de Roman.

— J'adorerais ça.

Combien de fois il avait lu une histoire pour Miko ! Pas suffisamment. Jamais il ne considérerait ces instants passés avec sa fille comme acquis.

S'il avait du mal à supporter deux jours passés loin de Milly, qu'en serait-il s'il devait passer des semaines ou des mois sans la voir ? Son départ pour l'Irlande se rapprochait. Il avait du mal à imaginer qu'il allait s'éloigner d'elle alors qu'il commençait tout juste à la connaître.

— Tu hésites ? demanda Sadie.

Il aurait souhaité lui parler de ses craintes, mais il ne voulait pas l'effrayer après les confidences qu'elle lui avait faites. Sadie avait du mal à faire confiance, ce qui était bien compréhensible, et il ne voulait pas lui faire des promesses alors qu'il se demandait encore comment il parviendrait à être à la fois médecin, père… et amant.

Il fallait aussi qu'il sache quelle place Sadie accepterait de lui réserver dans la vie de Milly. Lui accorderait-elle des visites régulières, ou bien la garde partagée ? En ce cas, il devrait s'installer à Londres définitivement pour voir sa fille grandir.

— C'est juste parce que j'ai du mal à ne pas être distrait, quand tu es près de moi.

Tout en parlant, il fixait les lèvres de Sadie, qui rougit.

— Oh ! dit-elle en souriant. Tu veux bien prendre le risque ?

Il hocha la tête, brûlant de la toucher, se demandant pour la millième fois pourquoi il luttait si fort contre l'attirance qu'elle lui inspirait.

— On peut en parler plus tard ? Je dois partir.

— Je te donnerai mon adresse.

Parce qu'il ne pouvait pas tarder plus longtemps, il se détourna, non sans frôler délibérément la main de Sadie avant de s'éloigner. Il aurait souhaité davantage, mais cela devrait lui suffire pour tenir jusqu'à la fin de la journée.

En prenant la direction du bloc, il inspira profondément. Pour quelqu'un qui ne restait jamais longtemps au même endroit, la perspective de cette soirée passée avec *ses* femmes brillait comme un phare dans l'obscurité.

Milly agitait les bras et les jambes avec excitation, gloussant et éclaboussant son père avec de l'eau mousseuse. Il se mit à rire et sourit à sa belle petite fille, le regard empreint de tendresse.

— Bien visé, Milly, dit Sadie en prenant une serviette pour essuyer le visage de Roman. Normalement, c'est moi qui suis trempée, ajouta-t-elle. Je suis contente que tu sois là.

— J'en avais besoin, après une longue journée. Et je suis content d'être là, moi aussi.

Prenant une bulle de savon, il la projeta sur le nez de Sadie, qui continuait de rire à ses dépens.

Elle frissonna de désir. Le regard de Roman n'avait plus rien d'espiègle… Elle s'essuya le nez, prenant quelques secondes pour se cacher derrière la serviette.

— On est prête à sortir ? demanda-t-elle enfin à Milly.

Elle projeta quelques gouttes d'eau sur le petit ventre pour faire rire le bébé, après quoi elle le souleva hors du bain et le tendit à Roman. Aussitôt, il enveloppa Milly dans une serviette moelleuse. Ils la séchèrent ensemble, souriant de ses mimiques et des cris de triomphe qu'elle poussa lorsqu'elle parvint à attraper une poignée des longs cheveux de Sadie.

— Je me disais…, commença Roman, dont l'expression se fit sérieuse, j'aimerais que Milly m'appelle Tatinek, si tu es d'accord. C'est le mot tchèque pour papa.

Sadie se figea, tâchant d'intégrer la signification du moment. C'était sûrement Miko qui l'avait appelé ainsi pour la dernière fois.

— Bien sûr que oui, c'est d'accord.

Milly dans les bras, elle s'assit sur le canapé, près de Roman. Il lut à sa fille une histoire, puis il lui chanta une chanson en tchèque.

— C'est une ancienne ritournelle que mon grand-père fredonnait, expliqua-t-il. Je la chantais pour Miko.

— Ton pays te manque ? demanda Sadie.

La réponse lui faisait peur, mais elle était consciente que l'héritage de Roman était aussi celui de Milly.

Il haussa les épaules et lui prit la main.

— Quelquefois, dit-il doucement. Mais je crois que le foyer d'un homme ne se situe pas dans un pays ou une ville. Il est là, conclut-il en pressant le poing sur la poitrine.

Le cœur de Sadie battait à tout rompre. Elle aurait tellement souhaité chasser les ombres des yeux de Roman !

— C'est pour cette raison que je peux passer d'un lieu à l'autre et emporter Karolina et Miko avec moi.

Emporterait-il aussi Milly dans son cœur, lorsqu'il partirait pour l'Irlande ? Sadie n'osa pas lui poser la question, parce que même s'il souhaitait avoir Milly dans sa vie, cela n'impliquait pas pour autant qu'il veuille nouer une relation sentimentale avec sa mère.

Lorsqu'il avait dit qu'il était issu d'une grande famille, Sadie en avait déduit qu'il avait sans doute espéré en fonder une tout aussi importante avant que la tragédie ne le frappe. Mais maintenant qu'il avait Milly, rien n'empêchait qu'il veuille d'autres enfants.

Avec la femme qu'il fallait, évidemment.

Et ce n'était pas elle.

Le bébé s'était endormi après avoir été nourri.

— Je peux la coucher ? demanda Roman.

— Bien sûr.

Après qu'il eut quitté la pièce, Sadie se laissa aller contre les coussins. Le soir de sa rencontre avec cet homme si hostile à tout engagement, elle était loin de se douter qu'il serait un père aussi attentif. Mais désormais, elle n'aurait pas pu rêver de meilleur *tatinek* pour sa fille bien-aimée.

C'était un sérieux aphrodisiaque, bien qu'elle n'en ait pas vraiment besoin en ce qui concernait Roman.

Elle aurait voulu le tenir à distance, mais il ne lui facilitait pas les choses. Il lui vint à l'idée qu'elle n'avait peut-être pas besoin de lutter si fort. Si leur relation demeurait uniquement physique, elle savait qu'il ne la blesserait pas.

Lorsqu'il revint, Roman semblait un peu fatigué. Ses cheveux étaient en désordre comme s'il avait passé les doigts dedans.

— Elle est profondément endormie, dit-il.

Il s'assit et tendit le bras sur le dossier du canapé, derrière Sadie.

— Merci, dit-elle en le regardant dans les yeux, la gorge nouée.

— De quoi ? s'enquit-il en fronçant les sourcils.

— D'être toi. De t'occuper de Milly comme tu le fais. Je suis contente que tu aies trouvé une place dans ton cœur pour notre petit miracle.

— Le contraire serait étonnant. Elle est délicieuse et je suis fou amoureux. D'ailleurs, ne me remercie pas tout de suite. Je crois que j'ai oublié comment un père fonctionne. Je me tromperai certainement à un moment ou un autre.

Du bout des doigts, il caressa la nuque de Sadie qui se sentit fondre.

— J'ai l'impression que tu as repris le pli tout naturellement. Milly va t'aider, tu verras.

— C'est déjà le cas, répliqua-t-il sans la lâcher du regard. C'est une bénédiction pour nous deux. En revivant avec elle ces moments, je me sens plus proche de Miko.

Bien sûr, chaque minute de joie passée avec leur fille devait lui rappeler des instants similaires avec son fils. Sachant que son amour pour Milly adoucissait sa peine, Sadie en éprouva un espoir nouveau.

Ce soir, ils avaient approfondi leurs liens en tant que parents, mais ils étaient aussi deux adultes incroyablement attirés l'un par l'autre.

— Tu veux qu'on discute de la collecte de fonds ? demanda Roman.

— Est-ce que... ?

Quelle idiote elle était ! Pourquoi voudrait-elle discuter de son rendez-vous avec une autre femme ?

Elle aurait mieux fait de céder à la tentation et de l'embrasser dès qu'il s'était assis. Ils pourraient être nus, maintenant.

— Il faut que je travaille ta biographie, dit-elle. Je vais devoir te poser quelques questions.

Les doigts de Roman, sur sa nuque, la rendaient folle.

— Tu sais déjà tout ce qui est important pour moi, Sadie, fit-il de cette voix grave qui exerçait sur elle un charme puissant.

Il avait raison : elle savait ce qu'il y avait de plus important sur cet homme. Elle savait qu'il se souciait des autres, y compris d'elle. Elle savait qu'il tenait sa parole. Elle savait qu'elle le désirait.

Elle ne cessait de le désirer.

— Mais je souhaite que tu saches cela, aussi...

Comme s'il lisait la peur dans ses yeux, il prit le visage de Sadie entre ses mains.

— Je sais que tu as été blessée autrefois, mais je ferai tout ce qui est en mon pouvoir pour bien me comporter envers Milly et toi.

— Roman... on devrait arrêter.

Il lui caressa le cou.

— Je sais... Je sais.

— J'ai envie de toi.

Leurs respirations se mélangèrent.

Il recula, tandis que ses doigts se crispaient sur les épaules de Sadie.

— Mets-moi dehors.

Elle secoua la tête, prise de vertige.

— C'est juste qu'on doit faire attention.

Il acquiesça et elle vit que quelque chose changeait, dans son regard. Elle sentit instinctivement qu'il comprenait tout ce qu'elle ne disait pas... Qu'il devrait tenir sa parole. Que Milly serait toujours leur priorité.

Cette nuit, il ne s'agirait que de sexe.

Ayant atteint la limite de leur résistance, ils s'embrassèrent passionnément. Des jours de frustration rendaient Sadie folle de désir.

Passant un bras autour de sa taille, Roman la souleva de façon qu'ils soient poitrine contre poitrine. Sadie noua les bras autour de son cou et lui rendit ses baisers avec une passion d'autant plus forte qu'elle avait été réprimée.

Oui, ils étaient parents, mais ils étaient aussi humains. Ils avaient leurs propres besoins et à cet instant précis, rien n'importait davantage que cette connexion.

— J'ai cru que tu ne m'embrasserais jamais, fit-elle d'une voix haletante.

— Je n'ai jamais cessé de le vouloir.

La prenant par les hanches, il se laissa aller sur les coussins de sorte que Sadie puisse se pencher sur lui, embrasser sa mâchoire, son cou, ses lèvres.

Il glissa les mains sous son haut et prit ses seins dans ses paumes, à travers le soutien-gorge.

— Tu es tellement sexy... Tu es certaine que c'est ce que tu veux ?

— Absolument.

Elle enjamba Roman et sentit entre ses cuisses son sexe dressé.

— Tu viens d'avoir un bébé, dit-il en caressant les mamelons de Sadie avec ses pouces. Je ne veux pas te faire mal.

— Ça n'arrivera pas.

Elle se laissa aller contre lui et leurs langues se lancèrent dans un duel effréné.

Il défit l'agrafe de son soutien-gorge et souleva son haut de manière à dévoiler ses seins.

— J'y ai pensé des milliards de fois, gémit-il avant de sucer une pointe durcie. J'ai cru que je deviendrais fou, à force de te désirer.

— Moi aussi.

Elle enleva son haut et le jeta par terre.

— Cette fois, reprit-elle, il faudra qu'on fasse attention, avec les préservatifs... juste au cas où je serais devenue la femme la plus fertile de la planète.

Après avoir déboutonné la chemise de Roman, elle déposa une pluie de baisers sur sa poitrine nue, frissonnant quand la toison brune frôlait ses seins.

— Je fais toujours attention, mais ne t'inquiète pas, cette fois, tu as mon numéro de téléphone.

Sur ces mots, il se leva avec Sadie dans ses bras. Elle noua les bras autour de son cou, où elle enfouit le visage pendant qu'il l'emportait dans sa chambre. Une fois étendue sur son lit, elle admira le corps en partie dénudé de son amant et se demanda si elle survivrait à une seconde nuit avec lui.

11

Roman baissa les yeux vers Sadie. La promesse qu'il lui avait faite tournoyait dans son esprit. Il était sincère. Jamais il ne la blesserait ou prendrait le risque de faire du mal à Milly. Son instinct de protection était d'autant plus fort que cette femme extraordinaire et belle avait été abandonnée dans le passé.

Les projets qui mûrissaient en lui depuis qu'il avait appris l'existence de Milly prenaient corps. Il ne savait pas encore exactement comment, mais il serait là pour élever sa fille, que Sadie et lui forment ou non un couple.

Il aimait son enfant. Il ne voulait plus jamais manquer l'heure du bain.

Mais ce soir, il s'agissait de Sadie et de lui. Et elle avait raison, ils devaient être prudents, car l'enjeu était de taille.

Elle tendit les bras vers lui.

— Viens ici.

Il se pencha pour déposer un baiser sur ses lèvres, bien décidé à tirer le maximum de plaisir de cette nuit.

En embrassant ses épaules et ses seins, il murmura :

— Sache que grâce à toi, pour la première fois depuis des années, je suis plein d'espoir.

Les pupilles dilatées, la respiration accélérée, elle supplia :

— Roman…

Elle tira sur sa ceinture avant de promener ses mains sur son torse et ses épaules. Mais il voulait lui faire comprendre qu'elle avait bouleversé sa vie.

— Depuis Vienne, je n'ai couché avec aucune autre femme.

Durant tout ce temps, il ne s'était pas posé de question, mais maintenant, quand il respirait l'odeur de sa peau, quand il admirait la beauté de Sadie à la lueur de la lampe de chevet, il réalisait qu'inconsciemment, il n'avait voulu personne d'autre.

Elle ouvrit de grands yeux surpris.

— Je ne pouvais pas te sortir de ma tête, continua-t-il. C'était comme si le destin me ramenait vers toi.

Il lui ôta son jean, frôlant au passage son entrejambe avant de s'étendre auprès d'elle.

Et le destin avait eu raison. Quoi que leur réserve l'avenir, ils seraient toujours connectés.

Du bout des doigts, il caressa les seins de Sadie.

— Ils ne sont pas sensibles ? demanda-t-il en remarquant qu'elle frissonnait.

— Non. Ne me traite pas comme si j'étais fragile. J'ai envie de toi.

— Moi aussi.

Elle s'en prit aux boutons de son jean.

— On n'en a pas besoin, dit-elle.

Visiblement, le moment de la discussion était passé. Roman sourit contre les lèvres de Sadie et repoussa ses cheveux, qui barraient son visage enflammé.

— Chaque chose en son temps, répliqua-t-il.

Sadie pressa les lèvres sur sa poitrine en lui caressant le dos. Roman ferma un instant les yeux, enivré par la douceur de ses paumes, le frôlement de ses seins contre sa peau et les battements de son cœur contre le sien.

Il se sentait lié à elle par une connexion profonde qu'il chérirait toute sa vie.

S'emparant de sa bouche, il taquina les pointes de ses seins avec ses pouces jusqu'à ce qu'elles durcissent et qu'elle gémisse de plaisir.

— Je ne veux pas te faire mal, répéta-t-il, alors dis-moi d'arrêter si tu éprouves la moindre gêne.

Il déposa une pluie de baisers dans le cou de Sadie, puis sur sa poitrine avant de sucer ses mamelons l'un après l'autre, souriant quand elle prenait ses cheveux à pleines mains, gémissant quand elle caressait son sexe à travers son jean.

Il descendit plus bas, embrassa son ventre, l'endroit où elle avait porté leur enfant, puis sa langue se promena sur sa peau. Enfin, il lui ôta son slip afin de lécher le centre de son intimité.

Elle poussa un cri et retint sa tête pour qu'il continue, et c'est ce qu'il fit. En ouvrant les jambes pour lui donner davantage d'accès, elle lui donnait autant de plaisir qu'elle en recevait.

Enfin, elle s'agrippa à ses épaules et hurla son prénom.

Ne pouvant plus attendre, Roman se redressa et finit de se déshabiller, puis il prit un préservatif dans son portefeuille et l'enfila sur son sexe, les doigts tremblants d'anticipation.

— Pourquoi est-ce qu'on a attendu aussi longtemps ? demanda Sadie lorsqu'il recouvrit son corps du sien.

— Je n'en ai pas la moindre idée.

Sadie noua ses jambes autour des hanches de Roman, tandis qu'il l'embrassait avec une sorte de frénésie.

— Roman, supplia-t-elle.

Lui donnant ce qu'ils voulaient tous les deux, il s'enfonça lentement en elle et s'immobilisa.

— Ça va ? demanda-t-il d'une voix haletante, usant de toute sa volonté pour ne pas bouger.

— Oui, ne t'arrête pas.

Elle remua sous lui et il ferma les yeux. Le plaisir était si intense que des éclairs jaillissaient sous ses paupières closes. Tandis qu'il entamait un doux va-et-vient, Sadie laissait échapper des gémissements et des cris qui accroissaient son propre désir.

C'était tellement mieux que la première fois !

Il connaissait cette femme. Son sourire le remplissait de joie, son sens de l'humour lui donnait du baume au cœur, sa passion égalait la sienne et le consumait jusqu'à ce qu'il ne puisse penser à rien d'autre.

Elle enfonça les ongles dans sa peau en se cambrant contre lui. Il se redressa pour plonger dans ses beaux yeux embués par le désir.

Leurs regards se retinrent.

Il ignorait s'il pourrait aimer de nouveau, mais elle avait réveillé en lui un espoir qui lui faisait entrevoir un nouvel horizon. Et maintenant, en bougeant en elle, il n'avait jamais été aussi proche de croire qu'il pouvait s'engager dans une nouvelle relation.

Avec Sadie.

Lorsqu'elle explosa en criant son nom, il sentit l'orgasme naître dans ses reins, comme si le plaisir de Sadie était inexorablement lié au sien. Il émit un grognement et l'espace de quelques secondes délicieuses, tout lui parut possible, lorsqu'ils étaient ensemble ainsi.

Comme si elle le sentait aussi, elle prit son visage entre les mains et le fixa dans les yeux.

Tous les besoins de Roman, tous ses désirs, fusionnèrent. La jouissance le déchira à la façon d'une lame de fond. Il enfouit son visage dans le cou de Sadie, inspirant son odeur et la serrant contre lui si fort qu'elle lui semblait faire partie de lui.

Après être resté chaste aussi longtemps, il la désirait déjà de nouveau. Leur lien était addictif, elle était un baume pour son corps et son âme. Un lien dont il ne savait pas s'il pourrait se passer dorénavant.

Ils restèrent enlacés, reprenant leur respiration, s'embrassant et riant.

— S'il te plaît, dit enfin Sadie, dis-moi que tu peux rester cette nuit.

En soupirant, elle se blottit contre Roman et posa la tête sur sa poitrine, là où son cœur battait à tout rompre.

La tenir dans ses bras, tandis que leur fille dormait dans une pièce voisine, lui donnait une conscience accrue du vide de sa vie et de sa solitude.

Sadie envisageait-elle un avenir pour eux deux ? Ou était-elle trop effrayée pour se projeter ?

— Je peux rester, dit-il, mais je ne veux pas troubler Milly, répliqua-t-il.

Il lui caressa l'épaule et posa les lèvres sur son front, ne pouvant s'empêcher de la toucher.

— Elle n'a même pas trois mois, répondit Sadie en souriant. Elle ne va pas se rappeler t'avoir vu le matin, et même si c'était le cas, tu es son père.

— Exact.

Il était le père de Milly. Il avait besoin d'être là pour elle et il voulait l'être aussi pour Sadie. Personne ne remplacerait Karolina et Miko dans son cœur, mais tout comme il avait découvert une nouvelle source d'amour illimitée pour sa fille, il y avait peut-être un espace pour une relation avec Sadie.

— Je sais que tu as des doutes, reprit-elle, mais tu es un père génial, j'espère que tu le sais.

— Pour l'instant, je veux faire tout ce qui est en mon pouvoir pour notre fille.

— Notre fille, répéta Sadie. J'adore !

Il la serra plus fort.

— Je comprends tes craintes pour le futur.

Elle se raidit, mais il continua :

— Pourtant, promets-moi que nous discuterons du partage des responsabilités parentales un de ces jours. Je sais qu'on t'a blessée autrefois, mais je n'aurais jamais imaginé que j'aurais une seconde chance d'avoir une famille et plus jamais je ne laisserai tomber quelqu'un que j'aime.

Sadie redressa la tête.

— Qu'est-ce que tu veux dire ? Tu ne peux pas te blâmer à cause de l'accident. Ce n'était pas ta faute.

— Intellectuellement, je sais que je n'en étais pas responsable. Je n'ai pas causé l'accident. Mais il y a une partie de moi qui a le sentiment d'avoir abandonné ma famille parce que je ne conduisais pas ce jour-là. Est-ce que j'aurais été capable d'éviter la collision, si j'avais été derrière le volant ? Je ne le saurai jamais.

— Je suis vraiment désolée ! Je te promets que nous parlerons de la garde partagée, dit Sadie en levant vers lui des yeux emplis de peur et d'incertitude. Mais tu dois me promettre quelque chose en échange.

— N'importe quoi.

— Promets-moi de ne pas faire de promesses inconsidérées. Tout cela s'est passé très vite et les gens changent d'avis. Comme tu le dis toi-même, le bonheur de Milly importe plus que tout.

Donc, elle ne les voyait pas comme un couple, seulement comme des parents s'entendant suffisamment bien pour envisager une garde partagée. Et elle avait raison. Il ne pouvait pas promettre davantage, même s'il espérait qu'ils pourraient construire une relation fondée sur cette alchimie extraordinaire qui les unissait.

— Je te le promets.

Satisfaite, Sadie le chevaucha et l'embrassa, le ramenant à ce qu'il y avait de certain entre eux : leur désir mutuel.

Fermant les yeux, Roman s'abandonna à la faim qui l'habitait.

12

Alors ? Comment ça s'est passé, cette nuit ?

Le SMS de Grace parvint à Sadie à la minute où elle sortit du métro et émergea dans la rue venteuse, à peu de distance de l'hôpital.

Roman était parti à l'aube et sa sœur avait dormi chez son petit ami. Elles n'avaient échangé que quelques mots quand Sadie lui avait passé le relais auprès d'une Milly pleurnicheuse.

Que pouvait-elle répondre ?

Cette nuit avec Roman avait été merveilleuse.

Après cet échange de promesses, ils avaient fait l'amour avec une sorte de désespoir, conscients que le temps qui leur était imparti était limité.

Pourtant, bien qu'elle se soit efforcée de savourer chaque baiser, bien qu'elle se soit sentie aimée, bien qu'elle ait gravé dans sa mémoire tous les mots qu'il avait prononcés, le doute s'insinuait en elle.

Elle craignait de laisser ses sentiments l'emporter sur sa raison. Que se passerait-il si elle baissait la garde et envisageait une relation avec Roman, et qu'il décidait que ce n'était pas ce qu'il voulait ?

S'il changeait d'avis ?

Des scénarios défilèrent dans sa tête, plus dramatiques les uns que les autres. Au cas où cela ne marcherait pas, entre Roman et elle, Milly perdrait-elle son merveilleux père ? Ou bien Sadie serait-elle contrainte de voir Roman chaque fois qu'il aurait la garde de leur fille ?

Il était possible qu'il adore Milly, mais qu'elle, Sadie, ne soit pas assez bien pour lui.

Espérant que quelques émojis calmeraient la curiosité de sa sœur, elle répondit :

Très bien. Roman adore Milly, mais comment le contraire serait-il possible ?

Et c'était vrai. Roman aimait leur fille de tout son cœur.

Mais cela n'impliquait pas qu'il ait des sentiments pour elle. Il était toujours amoureux de Karolina. Et même si un jour, il pouvait éprouver de l'amour pour elle, elle serait toujours un pis-aller.

Parviendrait-elle à vivre avec cette certitude ?

Pour l'instant, cependant, elle avait d'autres préoccupations. Elle devait préparer la collecte de fonds de la Saint-Valentin, et entre autres, organiser pour Roman un rendez-vous avec une autre femme, après quoi il ne tarderait pas à partir pour l'Irlande. Auparavant, il leur faudrait discuter de la garde de Milly.

Lorsqu'elle arriva dans l'unité Grand Soleil, Sadie eut à peine le temps de consulter la liste de ses patients, quand Roman surgit à son côté. Vêtu de l'une de ses tenues immaculées, il était à tomber.

Aussitôt, le cœur de Sadie battit à tout rompre. En dépit de tout ce qu'elle venait de se raconter, elle mourait d'envie de l'embrasser.

— Tu es arrivé de bonne heure, remarqua-t-elle.

— J'ai dormi incroyablement bien, docteur Barnes. Je me sens... rajeuni, dit-il en branchant sa tablette sur un chargeur de la station.

En dehors de son regard espiègle, son attitude était totalement professionnelle.

Sadie se sentit rougir, son corps se rappelant chacune des minutes de plaisir qu'ils avaient partagées.

— Je voulais voir Josh avant mes consultations, expliqua-t-il.

Sadie acquiesça d'un signe de tête.

À quoi s'attendait-elle ? Qu'il arrive dans le service en clamant à tue-tête qu'il était le père de Milly ou qu'il ne pouvait vivre sans Sadie ?

Bien entendu, il n'était pas là pour la voir.

— Je viens d'admettre un petit garçon qui souffre d'une fracture de la clavicule et de contusions abdominales après un accident de la route, continua-t-il.

Le visage de Roman sembla soudain taillé dans la pierre et Sadie devina qu'il pensait à sa famille.

— Ça va ? murmura-t-elle.

Il écarta d'un geste son inquiétude.

— Il y a un petit hématome au niveau du foie, sans doute causé par la ceinture de sécurité, mais je n'ai vu aucun signe d'hémorragie. J'ai prescrit des analgésiques par perfusion que les infirmières sont en train de lui administrer.

Il n'était pas fréquent qu'un médecin se charge de toutes les tâches, de l'hospitalisation du patient jusqu'aux prescriptions. Mais Roman utilisait le travail comme un antidote contre son chagrin.

Déçue par son attitude, Sadie se focalisa sur ses dossiers.

— Très bien, marmonna-t-elle.

Apparemment, ils n'étaient pas sur la même longueur d'onde. Alors qu'elle se posait une multitude de questions après la nuit qu'ils avaient passée ensemble, il redevenait le même bourreau de travail solitaire.

Il adorait sa fille, mais cette adoration n'incluait pas Sadie. Comme pour la conforter dans cette idée, il baissa la voix :

— Comment va notre petite merveille, ce matin ?

— Très bien, juste un peu ronchon. Je suppose que ce sont les dents.

— Je me disais..., poursuivit-il sur le même ton, je crois que tu as raison à propos de la collecte de fonds. Tu penses que je pourrais retirer ma candidature ? J'ai un ami qui me remplacerait volontiers.

La gorge serrée, Sadie réalisa qu'il ne supportait pas de sortir avec une femme, même pour une bonne cause.

Elle aurait été folle de penser qu'il serait prêt un jour pour elle.

— Je vais en parler à Sammy, dit-elle. Ça devrait être possible.

Roman l'observa d'un air soucieux.

— Il y a un problème ?

— Pas le moindre. La journée va être très chargée, c'est tout.

À ce moment, l'alarme d'urgence résonna.

Immédiatement, les infirmières se précipitèrent au chevet du garçon que Roman venait d'hospitaliser.

Sadie se joignit à l'attroupement, ainsi que Roman.

Le petit garçon avait du mal à respirer et sa peau, presque translucide, était couverte de sueur.

— Il vient juste de s'évanouir, expliqua l'infirmière qui s'occupait de lui. Je commençais à lui administrer les analgésiques quand c'est arrivé.

Visiblement inquiet, Roman plaça un masque à oxygène sur le petit visage pendant que Sadie vérifiait sa réactivité.

— On a une lecture de la tension artérielle ? demanda Roman.

— Basse, répliqua l'infirmière : 8/5.

— Ça pourrait être un choc anaphylactique, intervint Sadie.

Elle stoppa immédiatement la perfusion et jeta à Roman un regard rassurant. Elle le connaissait assez bien, maintenant, pour savoir qu'il allait se blâmer.

Mais il était concentré sur son patient.

Il se tourna vers Sammy qui poussait devant elle le chariot de réanimation.

— On peut lui faire tout de suite une injection d'adrénaline, s'il vous plaît ? demanda-t-il d'une voix tendue.

Il adressa un signe de tête approbateur à Sadie, qui posait une seconde voie veineuse.

— Pas d'allergie connue ? s'enquit Sadie.

Roman et l'infirmière secouèrent négativement la tête.

Toujours parce qu'elle ne le connaissait que trop bien, Sadie devina à quel point Roman se sentait coupable.

Une allergie à un médicament quelconque pouvait provoquer la mort.

— Appelez les parents, dit-elle à l'infirmière, qui quitta aussitôt le box.

Au lieu de laisser Sadie gérer l'urgence comme faisaient les autres médecins, Roman resta et injecta lui-même l'adrénaline.

Sadie fit la grimace quand l'enfant pleura à cause de la piqûre. Mais c'était bon signe, puisque cela voulait dire qu'ils avaient traité à temps le choc anaphylactique.

— Saturation à 93 %, indiqua-t-elle.

Pour l'instant, l'urgence était maîtrisée. Stopper la perfusion avait été le premier geste nécessaire et avec un peu de chance, l'adrénaline corrigerait la réaction allergique violente de l'enfant.

Roman et Sadie échangèrent un long regard, attendant.

Au bout de quelques secondes, la respiration du petit garçon cessa de siffler et son teint s'améliora. Son rythme cardiaque ralentit à 120 par minute et sa tension remonta.

Sadie adressa un sourire hésitant à Roman.

Autour du lit, tout le monde se détendit légèrement.

Roman posa une main rassurante sur l'épaule du garçon.

— Tout va bien, Tom, ton corps n'a pas apprécié les remèdes que nous lui avons donnés, mais c'est fini. Je suis désolé de t'avoir infligé cette vilaine piqûre dans la jambe, mais maman et papa vont arriver pour te faire un câlin.

Pendant que Sammy et l'infirmière de l'enfant le rassuraient, Roman et Sadie s'éloignèrent.

— Je vais garder un œil sur lui, promit Sadie.

Plus que jamais, elle aurait voulu le toucher et effacer ses rides soucieuses au coin de ses yeux, mais elle n'en avait pas le droit.

Il semblait ailleurs.

— Merci. Pourtant j'ai vérifié avec sa mère que Tom ne souffrait d'aucune allergie, marmonna-t-il.

— Bien sûr que tu l'as fait. Un cas d'allergie non signalée, c'est assez commun.

Roman jeta un coup d'œil à Tom, le visage encore crispé par l'inquiétude.

Il fit la grimace, car son bipeur venait de retentir.

— C'est la consultation. Je dois y aller. On dirait que ça va être une mauvaise journée. Tu es certaine que tout va bien, ici ? demanda-t-il en adressant à Sadie un regard distrait.

Elle arbora un sourire courageux.

— Bien sûr. Je te tiendrai au courant des progrès de Tom par SMS.

Comme il s'éloignait, Sadie soupira. Leur métier était souvent très exigeant, mais aujourd'hui, au lieu de les rapprocher, il paraissait les séparer. Comment allaient-ils régler des questions aussi importantes que la garde de leur fille, s'ils semblaient aussi distants une fois de plus ?

13

Dans la nuit, Roman écarta le rideau qui entourait le lit de son nouveau patient, un garçon de treize ans présentant éventuellement une torsion du testicule, puis il s'approcha de l'ordinateur le plus proche pour prescrire en urgence une échographie.

Le service des urgences était étonnamment tranquille, mais il savait qu'il ne pourrait pas fermer un œil. Il préférait travailler que de se torturer la cervelle au sujet de sa relation avec Sadie.

Aujourd'hui, on aurait dit qu'ils avaient régressé dans leur relation. Un peu plus tôt, elle s'était montrée évasive, alors que tout ce qu'il voulait, c'était rester seul avec elle et lui exposer des projets qu'elle n'était peut-être pas prête à entendre.

Chaque fois qu'ils abordaient la question de l'avenir, Sadie reculait. Elle n'était pas très chaude à l'idée que Milly pourrait aller à Prague, elle n'avait dit à personne qu'il était le père de sa fille et quand il lui avait dit qu'il préférait se faire remplacer à la vente aux enchères, à cause de ses sentiments pour elle, elle n'avait même pas semblé intéressée.

Quand il s'agissait de leur relation à venir, elle ressemblait à un nuage de fumée lui filant entre les doigts.

En ce cas, comment aurait-il pu lui confier ses rêves et ses espoirs, alors que chaque fois qu'il avançait d'un pas, elle sortait une nouvelle défense ? Elle n'avait même pas l'air de s'inquiéter de son départ pour l'Irlande.

Il comprenait ses craintes et même, il les partageait, mais

aussi longtemps qu'ils se faisaient confiance mutuellement, ils pouvaient faire en sorte que ça marche.

Il allait examiner un nouveau patient, lorsqu'il vit Sadie se précipiter dans le service, serrant Milly dans ses bras.

Aussitôt, son sang se glaça.

Se ruant dans leur direction, il pénétra dans la salle de réanimation où une infirmière venait de les faire entrer.

— Qu'est-ce qui se passe ?

Milly était rouge de colère et agitée.

— Elle va bien, affirma Sadie.

Mais il vit qu'elle était inquiète.

— Si c'était le cas, tu ne l'aurais pas emmenée à l'hôpital au milieu de la nuit, rétorqua-t-il.

Sadie s'assit et déshabilla le bébé pour que l'urgentiste, un jeune médecin qui semblait tout juste avoir terminé ses études, puisse l'ausculter.

— Je pensais qu'elle faisait ses dents, mais Grace m'a dit qu'elle avait attrapé un rhume dans la journée, son nez était bouché et elle avait un peu de température, expliqua Sadie au jeune médecin, comme si elle était inconsciente de la panique qui s'emparait de Roman.

— La fièvre est montée ce soir au moment du coucher, continua-t-elle. Le paracétamol n'a pas suffi à la faire baisser. Je l'ai baignée dans de l'eau tiède, mais la température s'est mise à grimper.

Roman fit la grimace, regrettant qu'elle ne l'ait pas appelé.

— Elle a fait une convulsion il y a une demi-heure, conclut Sadie.

Roman eut l'impression que tous les os de son corps menaçaient de se briser. Il brûlait de toucher sa Milly chérie, qui était bien réveillée mais pleurnichait pitoyablement. Ce son le poignardait et le pressait d'entrer en action pour protéger sa fille.

— Elle avait déjà eu des convulsions auparavant ? demanda le médecin.

Il jeta un coup d'œil à Roman, notant vraisemblablement sa tenue chirurgicale et son badge.

— Non ! s'exclamèrent ensemble Sadie et Roman.

Ce dernier examinait le torse et les jambes nues de Milly, cherchant une éventuelle éruption cutanée.

Le jeune médecin fronça les sourcils et Roman le renseigna :

— Je suis le père de Milly, dit-il assez fort pour que tout le service puisse l'entendre. J'exerce aussi dans cet hôpital en tant que chirurgien pédiatrique et sa mère est pédiatre dans ce même hôpital.

Comment Sadie pouvait être aussi calme ? Pourquoi ne lançait-elle pas des ordres et ne prescrivait-elle pas des analyses ?

Le jeune homme hocha la tête avant de se focaliser sur Milly et de l'examiner. Sadie lança un regard accusateur à Roman, comme s'il avait perdu ses nerfs. En réalité, il n'en était pas loin.

— Combien de temps a duré la convulsion ? demanda le médecin.

— Pas plus d'une minute.

Roman n'était pas prêt à laisser la santé de sa fille dans les mains de ce « gamin ». Sadie et lui étaient des pédiatres confirmés. D'un instant à l'autre, il allait examiner Milly lui-même.

Sentant son énervement, Sadie posa une main sur son bras.

— Apparemment, c'était une convulsion généralisée, avec spasmes musculaires des quatre membres et perte momentanée de conscience, expliqua-t-elle.

Roman se maudit intérieurement de ne pas avoir été présent. Comment pouvait-il avoir été aussi... préoccupé par ses sentiments pour Sadie, alors qu'il y avait des causes d'inquiétude bien plus importantes ?

Comment survivrait-il, si quelque chose de terrible se produisait ?

Des scénarios plus dramatiques les uns que les autres se pressèrent dans son esprit, comme de graves infections menaçant la vie de son enfant.

Les convulsions fébriles étaient fréquentes, chez les bébés. Celle-ci semblait simple et aussi longtemps qu'elle ne se répétait pas dans les vingt-quatre heures, le pronostic était bon.

Mais c'était *sa fille*. Il voulait que toutes les analyses susceptibles d'en connaître la cause soient effectuées.

Le jeune médecin leva les yeux vers les parents.

— Il n'y a pas un passé d'épilepsie, dans la famille ?

Roman et Sadie secouèrent négativement la tête.

— Pas de traumatisme crânien antérieur ?

— Non, répliqua Sadie.

Roman se mit à marcher de long en large pendant que le jeune homme procédait à un examen rigoureux, il devait l'admettre.

Dès qu'il eut terminé, Roman prit le bébé et le berça doucement. Milly était rouge et de mauvaise humeur, chaude au toucher. Sa température était montée à 39.

— Je voudrais qu'on lui fasse une ponction lombaire pour exclure tout risque de méningite, dit Roman.

Sadie se leva et passa un bras autour de la taille de Roman.

— Laisse-le faire son métier, dit-elle doucement.

— Nous le ferons, dit l'urgentiste d'une voix étonnamment calme. Mais elle a aussi une otite du côté gauche, ce qui suffirait à expliquer la crise convulsive.

Roman se détendit légèrement pour la première fois depuis que Sadie et Milly étaient arrivées aux urgences.

— Avec votre consentement, continua le médecin, je vais lui prescrire des antibiotiques qui devraient faire baisser la fièvre.

Quelques minutes plus tard, ils sortaient de la salle de réanimation pour gagner un box où se trouvaient un brancard et deux chaises de plastique. Sadie s'assit et allaita Milly qui but par intermittence, cherchant surtout le réconfort contre le sein de sa mère mais manquant visiblement d'appétit.

Encore tendu, Roman arpentait le petit espace. Il s'immobilisa quand une infirmière arriva avec une seringue remplie d'un liquide rose qu'elle versa doucement dans la bouche de Milly.

Le bébé cria pendant plusieurs minutes. Roman priait intérieurement pour que sa fille soit soulagée, se jurant que dorénavant il ne prendrait plus jamais à la légère l'inquiétude des parents.

En regardant sa fille, il se fit une promesse. Quelle que soit la relation que Sadie et lui entretiendraient par la suite, il serait là pour Milly chaque jour de sa vie.

— Tu ne dois pas retourner au travail ? demanda Sadie quand Milly s'endormit.

— Pas pour l'instant. Mon interne me remplace.

De nouveau, le calme apparent de Sadie le surprenait.

Uniquement vêtu d'une couche, la peau presque translucide, le bébé était pelotonné contre le drap blanc du brancard. Il ne pouvait même pas la recouvrir, puisqu'on cherchait à baisser sa température. Comment pourrait-il la protéger contre le monde, contre les genoux écorchés et les méchancetés qui avaient cours sur les aires de jeux ? Comment la protégerait-il contre la déception et des peines de cœur ?

— Je pense quand même qu'il faudrait faire d'autres analyses, dit-il.

Sadie le fixa comme s'il venait de lui pousser une seconde tête, mais elle répondit d'une voix douce :

— Ce n'est qu'une otite. Inutile de surréagir.

— Je n'arrive pas comprendre par quel miracle tu peux rester aussi calme.

— Assieds-toi, s'il te plaît. Je suis inquiète, moi aussi, dit-elle en lui prenant la main lorsqu'il se fut assis auprès d'elle. Et je comprends où ton esprit t'emporte.

Roman déglutit péniblement. Il ne pouvait pas perdre une autre personne qu'il aimait. Cela le détruirait.

Il n'avait jamais voulu être aussi vulnérable à nouveau, mais sa petite Milly était rentrée dans sa vie. Dès l'instant où il l'avait vue, il avait été submergé par l'amour paternel.

— Regarde, dit Sadie, elle dort paisiblement, maintenant.

Elle enveloppa Roman de ses bras et le serra très fort.

— Je l'ai amenée pour qu'elle soit examinée, mais nous savons tous les deux que les crises convulsives affectent un enfant sur vingt. À mesure que la température baisse, le risque que cela recommence diminue. Avec un peu de chance, cela n'arrivera plus jamais.

Lorsqu'elle s'écarta pour l'observer, Roman se frotta le visage avec sa main, paraissant dix années de plus.

— Tu as raison, mais elle ne partira pas d'ici avant d'avoir été vue par l'équipe des pédiatres de garde. Toi et moi, nous sommes trop proches pour être objectifs. Je veux un avis impartial.

— Je suis d'accord.

Ils se turent, les mains enlacées, et regardèrent leur enfant respirer.

En ce qui concernait Roman, le débat était clos. Il avait besoin de vivre auprès de sa fille. Indépendamment de sa relation avec Sadie, ils étaient les parents de Milly et de ce fait formaient une famille.

Pour toujours.

Le temps était venu de discuter de l'avenir.

14

Au grand soulagement de Roman, les résultats des analyses excluaient toute infection sérieuse. Milly, redevenue elle-même, souriait et gazouillait comme à l'accoutumée. Un peu plus tard, pendant qu'elle dormait et que Sadie somnolait, assise sur une chaise, il prit une grande décision.

— Je vais prendre quelques jours de congé pour rester avec elle, annonça-t-il pendant que Sadie et lui attendaient de signer l'attestation de sortie.

— C'est inutile, répliqua Sadie. Je ne travaille pas pendant deux jours, je serai à la maison.

— Je veux y être aussi… je suis son père.

— Je suis au courant, dit Sadie avec une légère amertume. Comme tout l'hôpital, d'ailleurs, après que tu as clamé ta paternité aux urgences, cette nuit.

— Je suis sincèrement désolé si cela te chagrine, mais je suis fier que ce beau bébé soit à moi. J'ai eu la peur de ma vie et ça m'a fait comprendre un certain nombre de choses.

Il avait donné à Sadie autant de temps qu'il le pouvait pour qu'elle intègre l'idée qu'il ferait partie intégrante de la vie de Milly.

Là où vivait sa fille, il vivrait aussi.

Et là où Sadie vivait, du même coup. Car il avait des sentiments pour elle. Des sentiments qu'il voulait explorer et qu'il n'avait jamais eus que pour une seule femme auparavant.

Il était temps qu'ils aient une discussion sérieuse.

— J'ai eu très peur, moi aussi, répondit Sadie. Mais le pire ne s'est pas produit. Rentrons tous les deux chez nous, prenons une douche et essayons de dormir un peu. Ensuite, les choses seront plus claires.

Cette suggestion emplit Roman de frustration.

— Je sais que tu n'as pas envie d'en discuter, Sadie, mais j'ai beaucoup réfléchi, cette nuit, et le moment est venu pour nous d'affronter les faits.

La peur assombrit le regard de Sadie.

— De quels faits parles-tu ?

Ils étaient tous les deux épuisés.

Mais depuis que le soleil s'était levé sur Londres et avait illuminé la chambre de Milly, Roman avait réalisé que dorénavant il ne voulait plus de la vie solitaire qu'il menait auparavant. Il devait trouver le moyen de convaincre Sadie qu'ils pouvaient fonder une famille... et aussi qu'elle accepte d'envisager avec lui une relation amoureuse.

Mais il devait trouver les mots pour ne pas l'effrayer.

— Je vais être honnête, dit-il en lui prenant la main. La première fois que tu m'as parlé de Milly, j'étais terrifié à l'idée que je ne pourrais pas être un bon père. J'avais étouffé en moi toute possibilité de ce genre pendant si longtemps, tu comprends ?

Sadie hocha la tête, les yeux humides.

— Mais mon amour pour Milly est venu tout naturellement, continua-t-il, et il m'a aidé à me rappeler les moments de bonheur quotidien avec Miko. Cette nuit, pendant que je la regardais dormir, l'évidence m'est apparue, aussi claire que du cristal. J'ai besoin de vivre au même endroit qu'elle. C'est la seule option qui ait du sens, la seule que je peux tolérer. Je vais donc m'installer à Londres.

À son tour, Sadie se mit à marcher de long en large.

— Nous avions pourtant dit que nous avancerions pas à pas. Tu ne peux pas lâcher cette bombe et espérer que je serai d'accord. En prenant une décision aussi importante après un choc émotionnel, tu agis de façon irrationnelle.

— Tu ne te réjouis pas que je tienne ma promesse ? Je suis d'accord pour que nous avancions pas à pas, mais ensemble et non séparément.

— On ne peut pas discuter de ça maintenant.

Elle écartait la suggestion comme si elle n'avait jamais accordé une seule pensée à l'avenir.

— Milly est malade, poursuivit-elle sur un ton d'excuse, nous devons penser à la collecte de fonds et ensuite à ton départ pour l'Irlande. On parlera de tout ça à ton retour.

— Je me fiche de la collecte de fonds. Je t'ai dit que je trouverais quelqu'un pour me remplacer.

Ne comprenait-elle pas qu'il n'y avait rien de plus important qu'eux trois ?

Elle semblait abattue, pâle et sombre.

— Tu as raison. On ne peut pas t'obliger à sortir avec une femme, si tu n'es pas prêt. Je parlerai à Sammy. Je lui dirai que tu t'es senti piégé, mais qu'en raison de ton passé et des épreuves que tu as traversées, on doit te libérer de ta parole.

Elle s'imaginait qu'il voulait se faire remplacer parce qu'il était encore amoureux de Karolina ? Il aimerait toujours son épouse, mais s'il refusait cette comédie, c'était à cause de Sadie.

Était-elle aveugle à ce point ?

Était-il le seul à voir qu'ils étaient chaque jour un peu plus proches l'un de l'autre ?

Faisant un pas vers elle, il prit son visage entre ses mains, la forçant à le regarder et à l'écouter pendant qu'il se livrait totalement à elle.

— Je me fiche de la collecte de fonds parce que je ne veux sortir qu'avec toi.

Elle laissa échapper un cri et il crut voir dans ses yeux la lueur de passion qu'il espérait.

— Dis-moi que je ne suis pas le seul à le vouloir, continua-t-il. Dis-moi que c'est aussi ce que tu veux.

Elle se détourna.

— Ce que je veux n'est pas forcément raisonnable. Je suis mère. Milly doit être ma priorité.

La peur étreignit la gorge de Roman.

— Qu'est-ce que ça veut dire ?

Milly était aussi sa priorité, mais cela n'impliquait pas qu'il doive renoncer à Sadie. À moins qu'il ne soit pour elle qu'un amant comme un autre, quelqu'un qu'elle chasserait de sa vie un jour ou l'autre.

— Ça veut dire que quoi qu'il se passe entre nous, c'est sans importance au regard de ce que nous voulons pour notre fille.

Il sembla à Roman qu'ils ne parlaient pas la même langue. Apparemment, les jours et les nuits incroyables qu'ils avaient passées à travailler ensemble ou à passer du temps en famille, à faire l'amour ou à se confier l'un à l'autre, ne modifiaient en rien son point de vue.

— Si je comprends bien, ce que nous avons vécu ensemble, tout ce que nous avons partagé, ne signifie rien pour toi ?

— Je n'ai pas dit cela, répondit-elle en rougissant. Je pense seulement que nous ne devons pas prendre des décisions qui changeront radicalement notre vie aujourd'hui.

— Je ne suis pas d'accord. On n'a qu'une vie, justement, et je ne veux pas gâcher une seule seconde de plus loin de Milly.

— Tu es son père, répondit Sadie, les larmes aux yeux. Jamais je ne serai un obstacle entre vous.

Le « mais » qu'elle ne prononça pas résonna pourtant dans la pièce.

— Très bien, puisque tu refuses de me dire ce que tu souhaites, je vais me lancer le premier. Je te veux, Sadie. Je veux que nous nous engagions l'un envers l'autre. J'accepterai d'aller à ton rythme, parce que je comprends que tu as peur d'être blessée. Mais je voudrais que tu me fasses confiance et que nous formions une famille, toi, moi et Milly.

Le chagrin crispa les traits de Sadie.

— Je te fais confiance... mais je veux que tu me répondes

franchement. Dis-moi une chose. Avant la mort de ta femme et de ton fils, est-ce que tu envisageais d'avoir d'autres enfants ?

Surpris par ce changement de sujet, Roman fronça les sourcils. Puis il réalisa où cette question les menait. Bien qu'elle ait créé leur merveilleuse fille, Sadie se voyait toujours comme défectueuse à cause de ses problèmes de fertilité.

— Oui. Nous en avions parlé, admit-il. En fait, nous essayions de concevoir un autre enfant au moment de l'accident.

Sadie pâlit et hocha la tête comme s'il venait de lui fournir un argument décisif sur un plateau d'argent.

— Je te remercie pour ton honnêteté.

Se précipitant vers elle, Roman la prit dans ses bras. Après avoir déposé un baiser sur son front, il murmura :

— Je suis désolé de t'avoir blessée, mais je ne voulais rien te cacher. Aujourd'hui, je ne suis plus l'homme que j'étais avec Karolina. Je suis prêt à m'engager de nouveau. Avec toi, si c'est aussi ce que tu souhaites.

Elle renifla et leva les yeux vers lui, arborant une expression courageuse.

— Tu as le droit de vouloir une grande famille. Mais je me suis promis de ne plus jamais accepter une seconde place. Et pour un homme qui aime déjà une autre femme et qui rêve d'un autre enfant, je ne suis pas la bonne personne.

— Je me fiche d'avoir d'autres enfants ! s'exclama Roman en la prenant par les épaules. J'adore Milly, je ne prends rien pour acquis et je ne l'abandonnerai jamais.

— Je suis d'accord, répliqua très calmement Sadie. C'est exactement ce que j'ai essayé de te dire. Si nous ne nous focalisons pas sur notre fille, nous risquons de tout gâcher.

— Mais qu'en est-il de ce que nous voulons pour nous-mêmes ? murmura-t-il en la lâchant.

— J'ai cessé de me le demander à vingt ans, quand j'ai appris que j'étais stérile. Ce que je désire est sans importance parce que je ne peux pas être ce dont tu as besoin. Milly a été mon miracle,

Roman, mais je ne pourrai pas te donner d'autres enfants. Aujourd'hui, tu prétends que c'est sans importance, mais cela pourrait changer un jour ou l'autre.

— Je ne suis pas lui, Sadie. Je ne t'abandonnerai jamais.

Elle secoua la tête.

— Je sais que tu ne me blesseras jamais intentionnellement, mais tu as déjà subi une énorme perte. Je ne voudrais pas être la cause de ton chagrin, si un jour tu désirais un autre enfant plus que tu me désires. Je ne survivrais pas, si je voyais dans tes yeux que je ne te suffis plus. Est-ce que tu peux me blâmer de vouloir me protéger ?

Roman ouvrit la bouche pour protester, puis la referma, submergé par un sentiment bien connu de défaite.

Elle lui faisait confiance, mais pas assez.

— C'est tout ce que tu veux risquer ?

L'espace d'un instant, il espéra de tout son cœur qu'elle allait se jeter dans ses bras, mais elle redressa le menton.

— Oui. Maintenant je vais ramener Milly à la maison. Quand tu reviendras d'Irlande, nous pourrons discuter et trouver le moyen d'être parents ensemble.

Vaincu, Roman hocha la tête. C'était tout ce qu'elle voulait donner. S'il insistait, il pouvait tout perdre : Sadie, le peu de confiance qu'elle lui accordait et surtout... Milly.

Comme si la peur de Sadie était contagieuse, elle le prit à la gorge et l'étouffa. Il n'avait pas le choix. Il avait déjà fait cette expérience auparavant et il savait sans l'ombre d'un doute qu'il ne survivrait pas s'il perdait encore quelqu'un qu'il aimait.

15

Dr Roman Jezek, chirurgien pédiatrique originaire de Prague.

Un homme, un père et un amant merveilleux, et elle venait de le repousser.

Dégoûtée, Sadie effaça sa sixième tentative pour écrire la biographie de Roman. Ses doigts coléreux frappèrent le clavier, mais si elle devait être en colère contre quelqu'un, c'était elle-même.

Détournant les yeux de l'écran blanc, Sadie jeta un coup d'œil par-dessus l'ordinateur pour regarder Grace, qui jouait avec Milly. Sa sœur faisait passer le canard de bois devant les yeux du bébé qui gloussait d'excitation.

Sadie soupira en regardant le petit jouet offert par Roman à sa fille. Elle ne doutait pas que leur lien serait indestructible et qu'ils entretiendraient à jamais une merveilleuse relation.

Mais cet avenir n'incluait pas Sadie. Elle avait anéanti les rêves de Roman et du même coup brisé son propre cœur.

Pas étonnant qu'elle ne parvienne pas à rédiger une seule ligne.

— Tu ne devrais pas travailler sur cette biographie au lieu de contempler ta fille ? demanda Grace en prenant le bébé sur ses genoux.

Sadie se prit la tête dans les mains. Le problème, c'était que chaque fois qu'elle s'efforçait de décrire Roman sous son meilleur jour, son beau visage surgissait sous ses yeux. Toutes les paroles merveilleuses qu'il avait prononcées à l'hôpital lui revenaient pour la hanter.

Il voulait qu'ils soient ensemble, qu'ils fondent une famille.

— Pourquoi tu ne lui demandes pas son CV, tout simplement ? insista sa sœur jumelle.

Sadie n'avait pas revu Roman, depuis la nuit où elle avait amené Milly à l'hôpital. En revanche, elle lui avait parlé au téléphone chaque soir. Grace ignorait qu'elle avait versé des larmes silencieuses pendant toute la durée de leur dernier échange, qui avait duré trois minutes.

Ils n'avaient parlé que de Milly, qui allait de mieux en mieux, mais surtout pas d'eux.

— Ou alors, reprit Grace, tu pourrais écrire que tu annules la vente aux enchères parce que tu es tombée amoureuse de lui.

Sadie se mordit la lèvre inférieure pour contenir la douleur qui lui broyait la poitrine.

— Parfois, l'amour ne suffit pas, dit-elle.

Elle aimait Roman, bien sûr.

Désespérément.

Maintenant qu'elle avait saboté leur relation, c'était clair. Comment ne pas tomber amoureuse d'un homme aussi exceptionnel ?

— C'est déjà bien qu'il s'engage envers Milly, continua-t-elle. Il adore sa fille, et je ne mettrai jamais d'obstacle entre eux.

— Tu as envisagé qu'il puisse t'aimer, lui aussi ? insinua Grace d'une voix suave.

Sadie secoua la tête, refusant de considérer cette possibilité.

— Il aime Milly, il voudrait qu'on forme une sorte de famille, mais il ne m'aime pas. Il a déjà subi tellement d'épreuves ! Que se passera-t-il, s'il désire d'autres enfants et que je ne peux pas les lui donner ?

— D'habitude, tu détestes les « si », remarqua sa sœur.

Proche de la nausée, Sadie referma son ordinateur. Grace avait raison. Elle aurait dû accorder une chance à Roman, au lieu de lui opposer un refus net et définitif.

Était-il trop tard ?

— C'est vrai.

Sadie fut submergée par une exaltation inattendue. Elle pouvait avouer à Roman ses sentiments pour lui, accepter de construire avec lui une relation et peut-être qu'un jour il l'aimerait autant qu'elle l'aimait.

Se levant d'un bond, elle ajouta :

— Je dois me préparer pour la collecte de fonds.

— Tu n'as pas terminé sa biographie.

— Je me débrouillerai.

Elle connaissait par cœur tout ce qu'il y avait à dire sur Roman. Elle savait qu'elle n'avait jamais rencontré un homme meilleur. Elle savait que ses déclarations venaient du cœur et valaient davantage qu'un million de roses rouges. Elle savait qu'il ne l'abandonnerait jamais, ainsi qu'il le lui avait promis. Et elle connaissait la profondeur de son amour pour lui.

Pour la réception de la Saint-Valentin, des tables et une estrade avaient été disposées dans la grande salle de la Soho's Thames Gallery. Il s'agissait de la collecte de fonds la plus attendue en faveur de l'hôpital pour enfants. Les lumières étaient tamisées et les conversations allaient bon train, parmi les membres du personnel et leurs familles.

Roman se tenait dans l'ombre, sur un côté de l'estrade, l'estomac noué par la peur. Il était arrivé en retard après être allé chercher à la gare Xavier, son ami tchèque. Ce dernier, un ancien collègue chirurgien de Prague, travaillait maintenant à Oxford et avait accepté de remplacer Roman pour la vente aux enchères.

Tout ce que voulait Roman, désormais, c'était voir Sadie. Il n'était peut-être pas trop tard pour lui dire ce qu'il ressentait.

Peut-être avait-il cédé trop rapidement, lorsqu'elle lui avait assené tous ces arguments concernant le bonheur de Milly.

Mais il ne s'agissait pas de leur fille, il s'agissait d'eux, Sadie et lui.

Luttant contre la peur qui lui étreignait la poitrine, il regarda Sadie s'approcher du micro, de l'autre côté de l'estrade.

Vêtue d'une robe noire dont la partie supérieure était ornée de perles, elle était sublime. Roman serra les poings, réprimant l'envie de la rejoindre et de l'embrasser jusqu'à ce qu'elle change d'avis à leur propos.

La musique cessa et la voix de Sadie retentit.

— Mesdames et messieurs, j'espère que la soirée vous plaît.

Elle fit une pause pendant que l'assemblée applaudissait, balayant la salle du regard comme si elle cherchait quelqu'un. Il lui avait envoyé un message pour lui dire qu'il serait présent et qu'il avait un plan. Il préférait attendre le dernier moment pour monter sur l'estrade avec Xavier et déclarer cette substitution de dernière minute.

— La prochaine enchère, celle que vous attendez tous et toutes, met en jeu un rendez-vous avec un médecin célibataire.

Des sifflets retentirent.

— Je sais que vous êtes impatients, continua Sadie en jetant un coup d'œil à la feuille de papier qu'elle tenait à la main. Mais... il se trouve que... j'ai tout gâché.

Le cœur de Roman battait à tout rompre. Il brûlait de la rejoindre, de la prendre dans ses bras et de lui dire qu'elle n'avait pas besoin de s'infliger cela, parce qu'il était amoureux d'elle.

Sadie froissa le papier et fixa ses pieds.

L'assistance se tut, attendant la suite.

Redressant le menton, Sadie s'adressa à la foule avec détermination :

— Vous voyez, le Dr Jezek s'est gentiment porté volontaire, pour cette vente aux enchères, mais il n'est pas là ce soir.

Avant que les exclamations déçues ne prennent trop d'ampleur, elle expliqua :

— Ce n'est pas sa faute, mais la mienne. Vous voyez, j'ai fait la connaissance du Dr Jezek il y a un an. Bizarrement, c'était à l'occasion d'une autre soirée de la Saint-Valentin. Nous avons passé la nuit ensemble... et une fille, Milly, est née de cette union.

Elle parlait à toute vitesse, comme chaque fois qu'elle était nerveuse. Roman se figea, attendant de voir où tout cela allait les mener.

Sur l'estrade, Sadie se tordait les mains.

— Quand le Dr Jezek a accepté cette enchère, il était de bonne foi, parce que c'est un homme merveilleux, un médecin brillant et un père extraordinaire.

Elle s'interrompit brusquement, comme si elle était au bord des larmes. Roman voulut se précipiter vers elle, mais il fut stoppé par la formidable Sammy, qui tendit le bras à la façon d'une barrière. Il avait failli ne pas la reconnaître car elle ne portait pas son uniforme, mais son expression déterminée était bien identifiable.

— Le fait est, ajouta Sadie d'une petite voix, qu'il voulait que nous formions une famille et je désirais cela plus que tout. Mais j'ai eu peur et j'ai refusé d'écouter ses rêves d'avenir, quand il s'efforçait de m'en parler. Et maintenant, il est parti pour l'Irlande alors que je voudrais tellement qu'il soit encore ici, pas seulement pour Milly, mais pour moi. Parce que... je suis tombée amoureuse de lui et je ne le lui ai pas dit. Je n'ai pas saisi ma chance de le lui dire.

Elle l'aimait ?

Il sembla à Roman que son cœur allait exploser.

— Finalement, je voulais vous dire ceci, continua Sadie en regardant l'assistance d'un air de défi. Même s'il était là, ces enchères n'auraient pas pu avoir lieu, parce que c'est avec moi qu'il aurait eu ce rendez-vous, parce que je veux que nous soyons un couple, que nous formions une famille, Milly, lui et moi. Et s'il était présent, je le lui dirais.

Plaquant un grand sourire sur son visage, Sadie conclut :

— Et maintenant, nous allons passer à l'enchère suivante : un saut en parachute pour deux personnes.

Sans attendre les réactions de l'assistance, elle descendit de l'estrade.

Sammy baissa le bras et Roman se mit à courir.

16

Au bord des larmes, Sadie avait quitté l'estrade en faisant signe aux autres organisateurs de ne pas intervenir. Si elle s'arrêtait pour parler, elle s'effondrerait.

Elle n'arrivait pas à croire que Roman ne soit pas présent. Il était clair qu'elle l'avait blessé trop cruellement et peut-être était-il déjà en route pour l'Irlande.

Elle avait raté sa chance.

Réprimant un sanglot de désespoir, elle s'engouffra dans un couloir sombre. La douleur qui rugissait dans sa tête étouffait tous les sons, hormis ses propres reproches.

Roman lui avait offert ce qu'elle désirait le plus au monde, et au lieu de lui ouvrir les bras, elle s'était montrée lâche et maintenant, elle avait perdu l'homme qu'elle aimait.

L'homme auprès duquel elle se sentait en sécurité, chérie et désirée.

Quelqu'un lui prit le bras, la contraignant à se retourner.

Roman était là, vêtu d'un smoking.

Absolument canon, comme toujours.

— Je suis désolé, dit-il, je suis arrivé en retard parce que je devais aller chercher un ami à la gare.

Prenant le visage de Sadie entre ses deux mains, il continua :

— C'est un sacré discours que tu as fait. Je croyais que tu détestais les grandes déclarations ?

— Tu as tout entendu ?

Il hocha la tête, un petit sourire aux lèvres.

— J'ai bu chacune de tes paroles.

Les larmes aux yeux, les jambes tremblantes, elle sourit.

— D'accord, je les déteste, mais il se trouve que j'ai rencontré un homme qui m'a montré que parfois il faut simplement être honnête, que certains risques valent la peine d'être pris.

Sans lui laisser le temps de dire un mot de plus, Roman la plaqua contre le mur. Leurs regards se croisèrent l'espace d'une seconde, juste avant qu'il ne s'empare de sa bouche.

Lorsqu'ils s'écartèrent l'un de l'autre, haletants, Roman pressa son front contre celui de Sadie.

— Désolé, j'en avais trop envie !

— Moi aussi, dit-elle en posant sa tête sur la poitrine de Roman. Je suis désolée de t'avoir repoussé. J'avais peur. Je doutais de mon instinct parce qu'il m'avait trompée dans le passé. Je pensais vraiment ce que j'ai dit tout à l'heure. Je t'aime et je prendrai tout ce que tu veux bien me donner. Je sais ce que je veux, désormais. Je te veux, je nous veux, je veux que nous formions une famille tous les trois.

Il scruta son visage, comme s'il avait du mal à la croire.

— Tu m'aimes vraiment ?

— Évidemment ! Je crois que je suis tombée amoureuse de toi quand tu as ouvert la porte de ce bureau, alors que je n'y parvenais pas. J'étais juste trop stupide pour l'admettre.

Roman l'embrassa de nouveau, et cette fois, lorsqu'il s'écarta d'elle, ce fut pour affirmer :

— Sadie, il est temps que nous parlions de l'avenir.

— Je le sais et je suis prête à faire des projets avec toi, à être la femme forte et courageuse dont tu as besoin.

— Sadie, grommela-t-il, tu l'as toujours été. Je suis tombé amoureux de toi, moi aussi. Tu ne le vois pas ?

Sadie se figea.

Il l'aimait ? Était-ce possible ?

— J'aurais dû te le dire plus tôt, reprit-il, mais j'avais peur, moi aussi. Je représente un risque, pour toi, parce qu'on t'a abandonnée et parce que je porterai toujours une cicatrice ici, dit-il en posant la main sur son cœur.

— C'est sans importance, répliqua Sadie d'une voix enrouée.

— Tu sais que j'aimerai toujours Karolina et Miko, ce n'est pas facile à accepter, pour une femme. Mais si tu acceptes de me faire confiance, je te montrerai qu'il y a de la place ici.

Cette fois, il prit la main de Sadie et la pressa sur sa poitrine.

— De la place pour t'aimer et aimer Milly. Je vous aime toutes les deux autant l'une que l'autre.

Sadie permit aux larmes de joie de jaillir de ses yeux. Prenant son visage dans les mains, il les essuya de ses pouces.

— Tu m'as demandé de ne pas te faire de grandes promesses, mais c'en est une à laquelle je tiens : je t'aime. Tu m'as donné une seconde chance d'être père, tu m'as montré que je méritais une seconde chance de tomber amoureux, et si tu me permets de faire partie de votre vie, à toi et Milly, je te promets de te prouver chaque jour que je t'aimerai pour toujours.

— Rentrons à la maison, murmura Sadie.

Ils prirent un taxi et, assis à l'arrière, ils s'embrassèrent en silence pendant tout le trajet.

Milly était chez ses grands-parents pour la nuit, avec Grace. Aussi, dès qu'ils franchirent la porte, ils se déshabillèrent mutuellement en gagnant la chambre, puis le lit.

— Tu m'as manqué énormément pendant ces deux jours, dit Roman en déposant une pluie de baisers sur sa poitrine avant de sucer un mamelon puis l'autre.

Sadie enfonça les doigts dans ses cheveux.

— Je t'aime, murmura-t-elle, et toi aussi, tu m'as manqué.

— Sadie, mon amour pour toi et Milly a ramené mon cœur à la vie. Je veux m'éveiller auprès de toi chaque jour de notre vie future et sache qu'en étant à ton côté, je suis et serai exactement là où je veux être.

— Je te crois.

Posant une main sur la poitrine de Roman, elle l'enjamba et plongea dans les prunelles bleues.

— Chaque fois que nous sommes ensemble, chaque fois que tu me regardes, j'ai l'impression d'être aimée pour ce que je suis.

— Tu es aimée, répondit-il en l'attirant vers lui pour l'embrasser. Combien de temps avons-nous ?

— Milly sera à la maison à 9 heures, alors jusque-là, tu es à moi.

Il glissa les doigts dans les cheveux de Sadie, tandis qu'elle traçait un sillon de baisers sur son ventre.

— Attends !

La prenant dans ses bras, il la fit rouler sur le dos de sorte qu'à son tour il fut sur elle.

— Joyeuse Saint-Valentin, dit-il en pressant ses lèvres contre les siennes.

Elle frissonna, tout l'amour qu'elle ressentait pour cet homme gonflant sa poitrine.

— Joyeuse Saint-Valentin.

— Je ne t'ai pas envoyé de carte ou de fleurs, dit-il sur un ton d'excuse avant de l'embrasser dans le cou.

— Je n'en ai pas besoin.

Désormais, il lui offrait quelque chose de bien plus important : une famille, un homme qu'elle aimait et qui l'aimait en retour.

— Tu es le plus beau cadeau de la Saint-Valentin que je pouvais espérer, dit-elle en fermant les yeux.

Épilogue

14 mois plus tard

Tout en riant, Roman prit une photo de Milly avec son téléphone. Le visage de la petite fille était recouvert d'une fine couche de sucre glace. Elle poussait des cris excités tout en brandissant une cuillère de bois. Des taches de chocolat maculaient le banc de la cuisine, le sol dallé et même la tête blonde de Milly.

— Oh oh…, fit Roman en la soulevant dans ses bras.

Il la transporta jusqu'à l'évier où il réussit à la nettoyer en partie pendant qu'elle s'amusait à fouetter le filet d'eau avec la cuillère.

— Tatinek va avoir des problèmes avec maman. À moins que j'arrive à réparer ces dégâts avant qu'elle sorte du bain.

Roman chérissait chacune des secondes passées avec sa fille. Ces moments le faisaient réfléchir à la chance qu'il avait d'avoir connu l'amour avec deux familles. Ils le renforçaient aussi dans l'idée qu'il ne devait jamais rien tenir pour acquis.

— Tu vas réparer quels dégâts ? demanda Sadie en entrant dans la cuisine ravagée.

Comme toujours, son sourire illuminait la journée.

— Juste quelques débris de gâteaux, répondit Roman en posant Milly sur ses pieds.

Passant un bras autour de la taille de Sadie, il l'embrassa passionnément tout en gardant un œil sur leur fille.

Avec un bébé bien éveillé et curieux de tout, leurs moments d'intimité étaient rares. Mais avec l'aide de Grace et des grands-parents, ils parvenaient parfois à se ménager un peu de temps libre.

— Qu'est-ce que vous avez fait cuire ? demanda Sadie d'une voix légèrement haletante.

Elle balaya du regard le comptoir encombré sur lequel il avait disposé à peu près tous les ustensiles de cuisine qu'ils possédaient.

Roman prit de nouveau Milly dans ses bras et d'un geste large, il souleva la serviette qui dissimulait leur création.

— Ta-da ! Un gâteau !

Posant la main sur sa bouche, Sadie pouffa.

— Quoi ? s'enquit Roman en admirant le gâteau en partie brûlé. Tu trouves ça drôle, hein ?

Parce qu'il s'était montré trop impatient, il avait mis la crème au beurre trop tôt, quand le gâteau était encore chaud, si bien qu'elle commençait à fondre. Mais avec un peu de chance, ce serait aussi bon.

Passant un bras autour des épaules de Sadie, il l'attira contre lui tout en calculant les heures qui restaient jusqu'au coucher de Milly.

Elle déposa un baiser sur la joue enfarinée du bébé.

— Ça a un certain charme, dit-elle, du moins quand on aime les pâtisseries calcinées. Par chance, c'est mon cas. Qu'est-ce qu'on célèbre, aujourd'hui ?

Roman plongea le doigt dans la crème avant de le poser sur le nez de Milly, puis sur celui de Sadie. Leurs rires mêlés suscitèrent en lui un élan d'amour.

— Rien de particulier. C'est juste une façon de célébrer notre bonheur.

— Je t'aime, dit-elle en lui lançant un regard empreint de promesse.

— Moi aussi… c'est pourquoi je pense que tu devrais m'épouser.

Ignorant l'exclamation de Sadie, il se tourna vers Milly.

— Tu penses que maman devrait m'épouser, toi aussi, n'est-ce pas ?

Milly émit un jargon incompréhensible tout en remuant sa cuillère de bois.

— Tu vois, dit-il à Sadie. Elle est d'accord.

Posant de nouveau la petite fille sur le sol dallé, il mit un genou à terre et prit la main de Sadie.

— Sadie, il est temps de nous promettre mutuellement que nous serons ensemble pour toujours... toi, moi et Milly. Acceptes-tu de m'épouser ?

Riant à travers ses larmes, Sadie s'agenouilla devant lui et noua les bras autour de son cou.

— Oui, je le veux.

Elle l'embrassa, puis elle serra Milly contre son cœur avant de l'embrasser à nouveau.

Il y avait de la farine par terre. Ce n'était pas le lieu le plus romantique du monde pour une demande en mariage, mais pour Roman, il était parfait.

Prenant Sadie par la taille, il déclara :

— Je t'avais bien dit qu'il y avait quelque chose à célébrer, non ?

Elle posa la tête sur son épaule et laissa échapper un soupir de contentement.

— Absolument. Avec toi, chaque jour est digne d'être célébré.

TRACI DOUGLASS

Pour le bonheur d'un secouriste

Traduction française de
MARIE-JOSE LAMORLETTE

BLANCHE

HARLEQUIN

Titre original :
AN ER NURSE TO REDEEM HIM

1

Tate Griffin se redressa brusquement sur son séant, son souffle bloqué dans la poitrine, tandis qu'un éclair sillonnait le ciel. En sueur, tremblant, il passa les mains sur le visage et rejeta ses couvertures. L'air frais de la nuit, rendu encore plus froid en cette mi-octobre par le vent de nord-est qui faisait rage, rafraîchit sa peau échauffée. Il combattit l'envie de se rendormir, parce que s'il le faisait, il se retrouverait en plein dans le cauchemar qui le poursuivait depuis quatre ans maintenant. Mais tandis qu'il fixait la nuit pluvieuse, les souvenirs revinrent quand même.

— *On ne peut pas descendre plus bas ! hurla le pilote tandis que l'hélicoptère UH-60 penchait dangereusement au-dessus de l'océan Indien en furie. C'est trop risqué !*

Trois aviateurs en détresse dépendaient de son équipe pour être sauvés.

— *On ne peut pas les laisser ! cria Tate. Personne d'autre n'arrivera ici à temps !*

Dix secondes plus tard, il y eut un éclair et de hautes vagues frappèrent le bas de l'hélicoptère, le secouant violemment. C'était près. Trop près. Il y eut une explosion de lumière, suivie par une chaleur intense et une douleur atroce, puis...

Plus rien.

Tate fixa sa fenêtre tandis que des gouttes de pluie frappaient la vitre et se força à prendre une grande inspiration tremblante. Il n'était plus piégé dans l'épave brûlante de cet hélicoptère, en train de s'étouffer avec de l'eau de mer et sachant, chose horrible, qu'il était le seul survivant.

Il n'avait sauvé personne, cette nuit-là. En fait, sa décision fatidique de partir quand même en mission avait coûté la vie aux membres de son équipe, aussi.

À cette époque, il était jeune et trop sûr de lui. Ils l'étaient tous. Tommy et Brad étaient des sauveteurs aériens, comme lui, avides de sauver le monde. Kelly en faisait partie aussi, une des rares femmes issues d'un groupe d'élite de l'US Air Force. Elle était quelqu'un sur qui compter, à la fois en service et au-dehors. Tate et elle étaient sortis ensemble, un temps, mais finalement ils avaient été meilleurs amis qu'amants. Elle lui manquait chaque jour, comme les autres membres de son équipe. Chaque fois qu'il montait à bord de l'hélicoptère de l'hôpital de Wyckford, il faisait une prière silencieuse pour eux, puis une autre pour lui-même. Dans l'espoir qu'un jour, peut-être, il puisse se racheter.

Cette nuit-là, avec l'orage qui se déchaînait et la tension qui l'habitait, l'horreur de l'accident semblait bien trop proche de la petite ville tranquille de Wyckford, dans le Massachusetts. Il y était venu en permission prolongée de l'armée de l'air, après une autre opération de la jambe, parce qu'il avait pensé que ce lieu pourrait lui fournir une chance de se reposer et de guérir, à la fois physiquement et mentalement. Mais il s'était vite ennuyé à ne rien faire, et il avait fini par prendre un poste temporaire de secouriste en hélicoptère à l'hôpital. Il avait fait de son mieux pour mettre un pied devant l'autre et ne pas se noyer dans la culpabilité, le chagrin et la honte liés à l'accident. Parce que dans son esprit, au moins, c'était sa faute si tous ces gens avaient péri. Et la nuit, quand il était seul, il avait trop le temps de réfléchir à tout ce qu'il avait fait de travers dans cette mission, et au fardeau qu'il portait depuis lors.

L'éclair suivant et le craquement du tonnerre le firent de nouveau sursauter.

Bon sang.

Furieux de sa faiblesse, Tate se leva. Il ne mangerait plus de homard avant de se coucher, se promit-il. Mais s'il était honnête avec lui-même, il savait que ce n'était pas la nourriture qui causait ces cauchemars.

C'était son état de stress post-traumatique relatif à l'accident. Une autre raison pour laquelle se tenir occupé était la meilleure solution pour lui. Lorsque son ami Mark Bates, pompier à Wyckford, avait mentionné le poste de secouriste aérien, il avait été sceptique – et inquiet que ce soit trop pour lui. Mais quand le passé s'était mis à le hanter de plus en plus durant ces journées trop tranquilles, il avait décidé qu'aider les autres lui permettrait de tenir ces fantômes éloignés. En outre, travailler dans le privé serait un changement plaisant par rapport à la dure discipline de l'armée.

Tate se leva et tressaillit en étendant sa jambe raide, puis il s'habilla. Il avait loué ce pavillon de plain-pied quand il était arrivé, mais il n'y avait pas fait grand-chose, depuis. Il se rendit dans la salle de séjour et brancha l'appareil qui enregistrait les urgences, se disant que puisqu'il était debout, il pouvait aussi bien se rendre utile. Des urgences médicales survenaient en permanence, quels que soient le temps ou l'endroit, aussi existait-il une bonne chance que l'équipe volante ait besoin de bras supplémentaires cette nuit-là.

En fait, il allait peut-être se rendre en ville, de toute façon. Et s'arrêter en route dans ce petit snack-bar avec ce drôle d'oiseau sur la pancarte, s'il était ouvert malgré l'orage. Il prendrait un café pour se réveiller complètement avant de continuer.

Il attrapa sa veste et alla dans le garage mitoyen de la maison. Lorsqu'il éclaira, les relents d'huile de moteur, d'outils bien graissés et de pneus en caoutchouc l'accueillirent. Au centre de l'espace se trouvait son bébé, sa Chevelle SS 454 de 1970 qu'il avait restaurée. Seul luxe qu'il se permettait, la voiture lui rappelait de bons souvenirs, lorsqu'il travaillait adolescent sur des véhicules avec son père. Ses deux parents étaient morts, à présent, alors la voiture était pour lui comme un petit morceau de leur vie.

Il prit les clés suspendues à un crochet et se mit au volant. La porte du garage se releva tandis que le moteur ronflait et il sortit dans la tempête, impatient de se distancier de son passé. Avide de payer sa dette envers toutes ces vies perdues lors de cette nuit fatidique, quatre ans plus tôt.

Le vent de nord-est soufflait fort tandis que Madison Scott courait de sa Mini Cooper jusqu'à la porte d'entrée du Buzzy Bird Café, le café de la Buse. Le tonnerre secouait le sol et le vent la renversait presque. Elle avait oublié de prendre un parapluie, ce matin-là, mais c'était aussi bien – avec ces rafales elle se serait probablement envolée comme Mary Poppins.

Un éclair brillant déchira les nuages et Madi poussa un petit cri quand tout ce qui l'entourait, pendant un instant, devint aussi clair qu'en pleine journée : le parking, la baie de Buzzards Bay de l'autre côté de la route, avec ses vagues furieuses, et le ciel menaçant au-dessus de sa tête.

Puis tout redevint noir tandis qu'elle fonçait dans le café, avec l'impression que toutes les meutes de l'enfer étaient sur ses talons fatigués. Ses chaussures blanches d'infirmière, à semelle en caoutchouc, couinèrent sur le lino alors qu'elle se tenait près de l'entrée pour reprendre son souffle.

La petite ville balnéaire de Wyckford s'endormait après 22 heures, en général, et le snack-bar était désert à part la meilleure amie de Madi, Luna Norton, qui se trouvait derrière le comptoir. Les parents de Luna étaient les propriétaires du café et Luna venait travailler à temps partiel quand c'était nécessaire, en dehors de son travail à plein temps comme kinésithérapeute à l'hôpital. En la voyant, grande avec de longues jambes, pas exactement belle mais avec un visage intéressant qui donnait envie d'en apprendre plus sur elle, Madi pensait toujours à un top model. Elle était aussi une formidable artiste et affichait une attitude téméraire et désinvolte envers la vie en général. Ce soir-là, ses cheveux noirs et courts étaient ébouriffés et ses yeux gris amusés tandis qu'elle regardait Madi s'approcher du comptoir.

— Il fait un sacré mauvais temps, dehors, dit-elle. Une ambiance à la Stephen King.

Madi hocha la tête en secouant la pluie glacée de son uniforme. Elle avait également oublié de prendre une veste, ayant été sur la brèche depuis l'aube et bousculée toute la journée. Un très long service et dix-sept heures plus tard, ses habits lui collaient comme une seconde peau.

Une autre bourrasque se déchaîna contre le bâtiment et quelque chose de lourd frappa les fenêtres. Madi fronça les sourcils en regardant la porte vitrée. Non, cela ne se pouvait pas. Moins de cinq minutes avant il pleuvait, et maintenant… *de la neige* tombait dru.

— Le temps est complètement fou. On n'est qu'en octobre.

— C'est la Nouvelle-Angleterre, dit Luna d'un air dégoûté. Quinze degrés ce matin, et moins un maintenant. Je ne sais jamais comment m'habiller, en cette saison.

En parlant d'habits, Madi avait vraiment besoin de se changer. Elle se mordit la lèvre et regarda de nouveau dehors. Peut-être que si elle partait maintenant, cela irait. Luna parut lire dans ses pensées.

— Attends un peu. Cette tempête va vite se calmer.

Madi n'était pas de cet avis. Et tout ce qu'elle souhaitait, c'était rentrer chez elle et se coucher.

— Ma maison n'est pas loin. Je pense que je pourrai arriver jusque-là. Il me faut juste quelque chose pour dîner, avant.

— Désolée.

Luna désigna du pouce le passe-plat. Derrière, la pièce était obscure.

— Le grill est fermé. Je peux te faire un sandwich au beurre de cacahuète, si tu veux.

Madi souffla lentement. Elle ne tenait plus debout, et s'était arrêtée au snack parce qu'elle n'avait pas envie de cuisiner ce soir-là. Ni aucun autre. Elle était nulle en cuisine et savait à peine faire bouillir de l'eau.

— D'accord.

Elle s'assit au comptoir pendant que Luna préparait son sandwich. Il y eut un autre éclair, suivi immédiatement par un violent coup de tonnerre. Formidable. Un orage et de la neige. Tout le snack-bar trembla sous l'effet des vents glacés. Puis il y eut un bruit de verre cassé et un craquement assourdissant. Une énorme branche d'arbre pointait maintenant vers elles à travers une ouverture béante qui remplaçait la porte d'entrée et les fenêtres. Les lumières s'éteignirent tandis qu'une nouvelle bourrasque faisait tomber d'autres bouts de verre.

Madi s'empressa de rejoindre Luna accroupie derrière le comptoir.

— Nous sommes plus en sécurité ici, à l'abri des débris qui volent.

Luna déglutit bruyamment.

— Nous devrions peut-être partir maintenant, toutes les deux.

— Non.

Madi secoua la tête en fixant l'entrée bloquée.

— Ce n'est pas sûr. Mais appelons des secours.

Elle tapota ses poches.

— Mince. J'ai laissé mon téléphone dans la voiture.

— J'ai oublié le mien chez moi quand je me suis changée, dit Luna.

Elles étaient blotties l'une contre l'autre dans le noir, qu'éclairait seulement le néon vert indiquant la sortie au-dessus de la porte de la cuisine.

— Dommage qu'on n'ait pas sous la main un solide héros tout en muscles pour venir nous chercher, dit Madi.

Luna souffla.

— Pas la peine. Je me débrouille toute seule.

Madi jeta un coup d'œil à la minijupe de camouflage de son amie, à ses chaussures de combat et à son T-shirt à manches longues. Par-dessus, elle portait un tablier rose vif avec le dessin humoristique d'une buse et les mots Buzzy Bird Café, accompagnés de leur adresse web. C'était son œuvre, car en plus d'être kiné et de jouer les serveuses quand c'était nécessaire, elle dessinait très bien. Madi aurait pu être jalouse, si elle n'aimait pas autant son amie.

Elle jeta un coup d'œil par-dessus le comptoir en espérant que la neige s'était un peu calmée. Mais non. Les flocons soufflaient de côté, maintenant, bombardant les fenêtres qui restaient et passant à travers celles qui étaient cassées. Peut-être que si elle sortait par-derrière, elle pourrait contourner le bâtiment pour rejoindre sa voiture, se dit-elle. Elle regarda vers la cuisine plongée dans l'obscurité. La traverser dans le noir serait problématique, mais que pouvait-elle faire d'autre ? Elles n'allaient pas rester assises là toute la nuit et se geler à mort.

Sa décision prise, Madi se mit debout et se dirigea vers la porte battante, mais elle s'arrêta en entendant se briser les deux fenêtres au-dessus de l'évier. Son cœur se contracta et elle s'accroupit de nouveau à côté de Luna. Elle ne pouvait plus passer par là.

La température dans le snack-bar chutait rapidement maintenant que le vent et la neige pénétraient par deux côtés. Malgré la situation, Madi mourait toujours de faim. Son estomac gargouilla et Luna attrapa les sandwichs posés sur le comptoir pour lui en tendre un. Elles mangèrent comme si c'était leur dernier repas, perturbées par la tempête, serrées l'une contre l'autre pour se tenir chaud.

Finalement, Luna dit :

— Si nous survivons à ça...

— Hé, fit Madi, les sourcils froncés. On va s'en sortir. Dès que la tempête faiblira, j'irai à ma voiture et j'appellerai des secours.

Luna changea de position.

— En tout cas, une fois qu'on sortira de là, je vais changer certaines choses. Je vivrai ma vie au lieu de me laisser vivre. Je suis trop nulle.

— Moi aussi, acquiesça Madi en soupirant. Mais dans

l'immédiat, je me contenterais d'un cavalier pour aller au gala de bienfaisance pour le dispensaire, ce week-end. Je suis la seule infirmière urgentiste à ne pas en avoir.

— Bon, dit Luna en prenant son bloc et un stylo. Nous sommes coincées ici, pour le moment, alors faisons une liste de cavaliers possibles. Et promets-moi de ne pas rayer quelqu'un trop vite, même s'il te semble ne pas convenir.

Elle tendit son petit doigt, et Madi passa le sien autour.

— Je le promets...

Un coup sourd, très fort, ébranla l'un des murs. Elles se figèrent, se regardant avec de grands yeux.

— Ce n'était pas une branche, indiqua Madi avec un mauvais pressentiment, comme elle en avait parfois juste avant l'arrivée d'un cas grave aux urgences. C'était un poing.

Elle se mit à genoux et, dans la faible lumière verte, elle regarda du côté d'où le bruit était venu, près de l'entrée. Une congère bloquait l'endroit, à présent.

Le coup résonna de nouveau, accompagné d'un gémissement de douleur.

Madi se leva.

— Il y a quelqu'un là-dehors, et cette personne est blessée.

— Sortir est trop dangereux, protesta Luna.

— Je ne peux pas rester sans rien faire.

Madi contourna la branche d'arbre qui encombrait la porte d'entrée, les bras noués autour d'elle. Quelqu'un avait des ennuis, et en tant qu'infirmière c'était son devoir de l'aider.

Du verre crissait sous ses chaussures et la neige lui soufflait dans la figure, la faisant frissonner. Étonnamment, les montants en aluminium de la porte avaient résisté à l'impact et elle réussit à passer au travers. Elle scruta le parking, mais ne vit rien.

— Il y a quelqu'un ? appela-t-elle en s'avançant dans la nuit.

Soudain, une main saisit sa cheville. Elle cria et s'affala dans l'obscurité.

2

Madi crapahuta en arrière, mais la main qui tenait sa jambe l'empêcha d'aller loin. Une main appartenant à un grand corps d'homme étalé sur le dos. Il bougea légèrement, grogna, et la panique de Madi se changea en inquiétude. Elle se pencha sur lui et chassa la neige de son visage pour mieux le voir, en dépit du vent qui soufflait toujours aussi fort.

— Êtes-vous blessé ?

Il ne réagit pas. Il était mouillé par la neige et tremblait sous sa veste en duvet. Du sang coulait sur sa tempe, provenant d'une méchante blessure au-dessus de son sourcil droit. Son œil était gonflé, aussi, il avait probablement été touché par l'arbre qui était tombé. Il y eut un nouvel éclair et ses yeux s'ouvrirent brusquement, vert et doré, intenses, rivés sur ceux de Madi.

Elle le connaissait. Tate Griffin, un des secouristes en hélicoptère de l'hôpital. Tous les infirmiers et la moitié des médecins – hommes comme femmes – en pinçaient pour lui, tant il était beau.

Ils n'avaient jamais été présentés convenablement, mais Madi avait travaillé indirectement avec lui à l'hôpital de Wyckford. Il avait débuté quelques mois plus tôt et en général il restait dans son coin. Mais il se montrait toujours cordial et bien préparé lorsqu'il faisait ses rapports sur des patients, en tout cas d'après ce qu'elle en avait vu.

Elle l'avait aperçu en ville, aussi – ici, au Buzzy Bird, au gymnase, ou prenant de l'essence pour sa puissante voiture.

Grand et large d'épaules. Elle se rappelait comment les muscles de son dos tendaient son T-shirt quand il bougeait et comme il avait de longues jambes. Elle se rappelait aussi son allure avec des lunettes noires, sa mâchoire serrée et sa bouche crispée lui donnant un air de mauvais garçon qui l'avait toujours intriguée, probablement plus qu'il ne l'aurait fallu. Un petit frisson d'excitation lui parcourait toujours l'échine lorsqu'elle le voyait et ce soir-là n'y faisait pas exception – même s'il était trempé, frigorifié et blessé à côté d'elle.

— Tout va bien, lui dit-elle. Vous avez été heurté par une grosse branche. Il va falloir vous recoudre. Je peux…

Avant qu'elle puisse finir sa phrase, Tate l'attrapa par le poignet et la fit rouler sous cent kilos de muscles solides. Elle était pressée dans la neige sur toute sa longueur, et il lui clouait les mains au-dessus de sa tête. Il ne l'écrasait pas, ne lui faisait pas mal, mais il la tenait bel et bien. En moins d'une seconde, il l'avait immobilisée entre le sol et son corps.

— Qui êtes-vous ? grommela-t-il, la voix sourde et râpeuse, ce qui donna encore plus la chair de poule à Madi.

— Madison Scott, infirmière. Nous nous sommes vus aux urgences.

Elle lutta pour se dégager, mais c'était comme vouloir bouger un bloc de ciment.

— Vous êtes blessé à la tête. Et vous êtes en hypothermie.

Son torse se soulevait contre la poitrine de Madi, sa respiration était trop rapide. Il était difficile d'y voir quelque chose, mais elle aurait parié qu'il n'était pas totalement conscient. Toutefois, il la tenait fortement. Il était encore plus glacé, maintenant, et si cette grosse branche l'avait heurté à la tête, il avait très probablement une commotion cérébrale, en plus de sa blessure au front et de son œil enflé. Elle cessa de se tortiller sous lui.

— Il faut vous rentrer à l'intérieur.

Il se recula lentement, s'écartant d'elle pour se mettre à genoux, cependant il tenait toujours ses poignets d'une main. Elle ne voyait pas ses yeux, dans l'obscurité, mais sa tension était évidente.

— Êtes-vous blessée, vous ? demanda-t-il mollement.

Madi s'assit.

— Non, je vais bien. C'est vous qui saignez, et...

Tate l'interrompit en marmonnant, puis il grogna de nouveau avant de retomber en avant. Elle parvint de justesse à amortir sa chute avec son buste, et ils s'affalèrent tous les deux dans la neige.

— Il y a beaucoup de sang.

Madi leva les yeux et vit le visage de Luna encadré par les branches tombées et le montant de la porte.

— Peux-tu m'aider à le mettre dans ma voiture ?

Elle s'efforça de se rasseoir.

— Mon téléphone est dedans. Je pourrai brancher le chauffage pour le réchauffer pendant que nous appellerons le 911.

Luna sortit complètement, puis s'approcha pour voir le visage du blessé.

— Bon sang ! C'est Tate Griffin. C'est un de mes patients.

— Ah oui ? Eh bien, il faut le mettre à l'abri de ce temps pourri.

Madi réussit enfin à s'extirper de sous son poids, puis elle passa ses bras autour de lui, soulevant sa tête et ses épaules pour les poser sur ses genoux. Il ne bougea pas.

— Tu as déjà entendu parler du karma ? demanda Luna. Autrement dit le destin.

Elle se saisit des pieds de Tate et, à toutes les deux, elles le tirèrent vers la voiture de Madi en soufflant et en ahanant.

— Il pourrait être ton cavalier. Je ne sais pas pourquoi je n'ai pas pensé à lui.

— La dernière chose qui me préoccupe en cet instant, c'est la vente aux enchères.

Plissant les paupières pour se protéger du vent, elles arrivèrent à la Mini. La clé était sur le contact. Elles chargèrent Tate sur le siège du passager en repliant ses longues jambes, puis Madi se mit au volant et démarra le moteur. Une fois que la voiture tourna et que la chaleur souffla, elle prit son téléphone sur le tableau de bord et le tendit à Luna pendant qu'elle vérifiait les constantes vitales de Tate.

— Demande-leur d'envoyer une ambulance. Dis-leur que nous avons un homme entre trente-cinq et quarante ans, inconscient, avec une blessure à la tête et peut-être en hypothermie.

Luna s'exécuta.

— Quinze minutes à cause du temps, signala-t-elle après avoir raccroché. Ils ont dit de le garder au sec et au chaud.

Madi hocha la tête, puis se concentra sur son patient. Le front de Tate était plissé et il paraissait perturbé. Quel que soit son rêve, il ne devait pas être agréable. Puis ses épaules et son cou se raidirent et il devint rigide. Madi prit son visage dans ses mains pour le faire tenir tranquille et dit d'une voix apaisante :

— Détendez-vous. Les secours arrivent.

Il lâcha une plainte sourde.

— Ils sont morts. Tous... par ma faute.

— Chut..., fit-elle, sachant qu'elle ne devait pas le réveiller brusquement. Je suis là...

Tate chassa sa main et se redressa, la regardant en clignant des paupières. Il avait le regard vague et empli d'ombres.

— Nous avons appelé une ambulance, ajouta-t-elle pour essayer de le calmer.

Il essuya sa tempe, puis fronça les sourcils lorsqu'il vit le sang sur ses doigts.

— Qu'est-ce que...

— Restez tranquille, dit-elle.

Elle le força à s'adosser au siège.

— Pas commode, marmonna-t-il en fermant les yeux. Mais canon.

Canon ? Madi regarda son uniforme froissé et ses chaussures mouillées. Ses cheveux devaient être un désastre. Elle était tout sauf canon, ce qui, dans son esprit, confirmait la blessure à la tête de Tate. Elle baissa les yeux sur son beau visage ensanglanté et se rappela la promesse qu'elle avait faite à Luna un peu plus tôt. Elle devait admettre qu'elle pouvait avoir pire que Tate Griffin, comme cavalier.

Une voix féminine pénétra le brouillard qui emplissait le cerveau de Tate.

Avant de rouvrir les yeux, il fit son propre inventaire. Il n'était pas mort. Ses jambes coincées dans une mauvaise position lui faisaient mal. Il remua légèrement, mais une vive douleur lui transperça le crâne. Nauséeux, il humecta ses lèvres sèches et essaya de se concentrer.

— Je vais bien.

— Restez tranquille, ordonna la femme, celle qui lui avait dit qu'il avait été heurté par une branche.

Il avait plutôt l'impression d'avoir été roulé dessus par un semi-remorque. Plusieurs fois. La voix venait de sa gauche, donc elle devait être assise à la place du conducteur. Malgré la bile qui lui montait dans la gorge, Tate réussit à entrouvrir un œil pour la voir. Pas facile, car il voyait tout en double. Des cheveux bruns, longs, mouillés et en bataille. Un uniforme violet avec le logo de l'hôpital de Wyckford brodé sur la poche de poitrine. *Une très jolie poitrine.* Son visage était d'une beauté discrète, ses traits délicats mais résolus. Quelqu'un qui ne se laissait pas marcher sur les pieds, donc. Probablement une infirmière.

Oui. Elle le lui avait dit, il s'en souvenait vaguement. Mary ? Milly ? McKenzie ?

Ses tempes le lancèrent tandis qu'il se rappelait son nom. Madison. Oui, c'était ça. Madison Scott, infirmière diplômée.

Il l'avait déjà vue quand il travaillait comme secouriste. Mignonne, mais autoritaire.

Sa main chaude caressait le côté de son visage et c'était meilleur que tout ce qu'il avait éprouvé depuis longtemps. Sans réfléchir, il se tourna pour mieux sentir cette douceur et essaya de comprendre comment il avait atterri là. Il se souvenait d'avoir fait son cauchemar habituel, puis d'avoir voulu aller en ville pour voir si l'on avait besoin de lui. Après quoi la pluie s'était changée en neige, et tout était allé de travers. Au sens propre du terme. Tandis que le temps virait au blizzard, les lumières du snack-bar l'avaient attiré comme un phare. Il s'était garé et était presque arrivé à la porte, quand quelque chose de lourd l'avait violemment heurté par-derrière. Tout était devenu noir.

Nerveux, Tate essaya de bouger, mais l'infirmière Scott le maintint en place. Se concentrer malgré le marteau-piqueur qu'il avait dans le crâne était difficile, toutefois s'il plissait les paupières il y voyait à peu près. Derrière l'épaule de Madison, une autre femme se penchait en avant et le fixait. Il connaissait ce visage. Luna, sa kiné. Il se demanda ce qu'elle faisait au café par une nuit pareille, puis il se rappela qu'elle y travaillait parfois.

Il s'abandonna à la léthargie qui menaçait de l'engloutir.

— Merci de m'avoir sauvé, mesdames.

Madison lui sourit et en dépit de sa situation, il sentit passer dans son sang une pointe d'excitation.

— L'ambulance sera bientôt là. Vous avez passé une sacrée soirée.

Vous aussi. Il le vit dans les jolis yeux chocolat de son infirmière.

— Ils vont vous rafistoler et vous donner des médicaments contre la douleur, continua-t-elle.

— Pas de narcotiques, dit-il en attrapant à deux mains sa tête douloureuse.

Des étoiles dansèrent devant ses yeux, puis se changèrent en lumières rouges et bleues.

Madi baissa de nouveau les yeux sur son patient. Son teint était devenu un peu cendreux sous sa peau mate. Il avait l'air moite, aussi, mais il était conscient. L'ambulance s'arrêta à côté de la Mini et deux ambulanciers en sortirent. Ils allèrent à l'arrière pour prendre leur matériel et une civière.

— Que s'est-il passé ? grogna Tate, la mâchoire serrée.

Une perte de mémoire n'était pas rare après un traumatisme à la tête, pensa Madi.

— Vous avez reçu un arbre sur la tête.

— Et mon amie ici présente s'est portée à votre secours, dit Luna. Vous lui devez une faveur.

— Luna !

— Elle a besoin d'un cavalier pour ce week-end, continua Luna comme si Madi n'avait rien dit. Si vous l'accompagnez à son gala de bienfaisance samedi soir, vous la sauverez du ridicule.

Madi soupira.

— Ce n'est vraiment pas le moment, et…

— D'accord, marmonna Tate.

Ouvrant de grands yeux, Madi regarda son patient, puis Luna. Normalement, elle sortait avec des hommes bien sous tous rapports. Qui ne faisaient pas de vagues. Qui ne dérangeaient la vie de personne. Mais Tate Griffin n'était tellement pas son genre ! Il était le type d'homme dont on ferait des gorges chaudes en ville, si on les voyait sortir ensemble. Et Wyckford ferait bien de se cramponner à son chapeau, parce que, apparemment, ils allaient bel et bien se rendre à une soirée l'un avec l'autre, même si c'était pour de faux. Et si Tate était aussi beau alors qu'il saignait et était à demi-conscient, Madi avait peine à imaginer à quoi il ressemblerait sur ses deux pieds et sur son trente et un.

3

Une semaine plus tard, Madi se mouvait dans un brouillard de nervosité et d'anticipation. La vente aux enchères aurait lieu ce soir-là et elle avait passé les sept derniers jours à alterner les longs services aux urgences et la préparation de l'événement. Une grande partie des bénéfices de la soirée irait au dispensaire qui lui tenait tant à cœur. Un endroit où n'importe qui dans le comté pouvait se rendre pour obtenir des soins gratuits ou des allocations, participer à des programmes spécifiques, avoir accès à un psychologue et quantité d'autres choses. Il fallait espérer que l'argent obtenu leur permettrait de fonctionner jusqu'à l'année suivante. C'était ce qu'elle aurait dû avoir à l'esprit en priorité.

À la place, ses pensées ne cessaient d'aller à Tate Griffin.

Elle avait espéré le rencontrer à nouveau au moins une fois, soit à l'hôpital soit en ville, pour mettre au point les détails de la soirée, mais jusqu'ici il ne s'était pas montré. Et après tout, vu ses blessures, on lui avait probablement ordonné de garder le lit pendant quelques jours. Il se pouvait qu'on ne l'ait pas encore autorisé à reprendre le travail. Quoi qu'il en soit, Madi n'avait pas son numéro de téléphone. Et comme, techniquement, Tate n'avait pas été son patient, consulter son dossier de l'autre nuit constituerait une violation du secret médical. Alors, si elle voulait obtenir des informations sur lui, elle devait se renseigner. Mais avec le moulin à ragots qu'étaient à la fois l'hôpital et la ville, ce n'était pas une solution. Leur apparition ensemble à la vente aux enchères ferait déjà assez sensation ce soir-là. Elle envisagea d'interroger Luna, mais ce serait jeter de l'huile sur le feu, se dit-elle. Elle décida donc qu'il serait là, et sinon elle survivrait. Elle avait survécu à bien pire, après tout.

Par chance, Madi avait ce jour-là une longue liste de patients pour la tenir occupée et empêcher son anxiété de grimper en flèche. Parmi eux, un vieil homme grincheux nommé Luther Martin. Il avait une arythmie compliquée par des malaises vagaux qui lui donnaient des vertiges et le faisaient s'évanouir. Il souffrait aussi d'une méchanceté caractérisée.

— Je vous ai apporté votre jus de fruits, annonça-t-elle en entrant dans sa chambre.

— Je l'ai demandé il y a trois heures. Qu'est-ce qui ne va pas chez vous ? Vous êtes plus lente qu'une tortue !

Madi ignora sa plainte, parce qu'il en avait fait la demande cinq minutes plus tôt. Et parce qu'il avait été son instituteur en CP à l'école primaire de Wyckford trente ans auparavant.

— Je me rappelle que vous avez mouillé votre culotte devant toute la classe, demoiselle, dit-il, alors ne prenez pas des airs supérieurs avec moi.

Elle se sentit rougir de honte à ce souvenir.

— Parce que vous ne m'aviez pas laissé aller aux toilettes.

— La récréation était dans cinq minutes.

— Je ne pouvais pas attendre.

— Alors maintenant, c'est *moi* que vous faites attendre ? Vous êtes une infirmière abominable, si vous laissez cet incident affecter votre façon de me soigner.

Madi aurait pu répliquer qu'elle était la seule de l'équipe à vouloir aider le vieux râleur qu'il était, mais elle se montra magnanime et posa le verre avec une paille sur la table de nuit de M. Martin.

Il le prit, le huma et avala une minuscule gorgée.

— Je voulais du jus de *pomme*.

— Vous avez demandé du jus de canneberge.

Il jura et jeta le jus contre le mur. Le liquide éclaboussa le lit, le sol, la perche à transfusion et Madi. Elle avait du jus qui coulait de son nez et elle soupira. Il lui fallut vingt minutes pour tout nettoyer avec une aide-soignante. Et dix minutes de plus pour mettre le patient dans son lit refait. Elle souffla sous l'effort.

— Vous n'êtes pas en forme, ou vous prenez du poids ? demanda-t-il d'un ton sarcastique.

Madi se rappela qu'elle aidait à sauver des vies, pas à les supprimer, et quitta la chambre en ruminant sa colère.

Heureusement, un nouveau patient arriva alors aux urgences pour la distraire. C'était un petit garçon de deux ans avec une lacération qui devait être recousue. Madi nettoya la plaie et prépara la zone pour le médecin, puis elle assista à la pose des points.

Le reste de sa matinée se déroula de la même manière. À midi, elle se rendit dans la salle de pause et prit son déjeuner dans le frigo. Sa sœur aînée, Toni, était là aussi. À un moment donné, Toni avait été une enfant terrible. Ses deux autres frère et sœur aussi : Jack Junior et Karrie, la jumelle de Toni. Madi avait toujours été la gentille fille, espérant se démarquer par sa sagesse.

Et puis, la fois où sa gentillesse et son soutien auraient pu faire la différence entre la vie et la mort, elle avait échoué. C'était la nuit où Karrie avait pris une dose mortelle de cachets. Même toutes ces années plus tard, Madi se sentait encore fautive. Si seulement elle avait mieux écouté sa sœur, fait plus attention à elle, lui avait apporté l'appui dont elle avait besoin, Karrie serait encore en vie. Peu importait qu'elle n'ait eu que seize ans, à l'époque, et que Karrie en ait eu dix-huit avec beaucoup plus d'expérience qu'elle.

Certaines personnes auraient pu se défouler, après ça – buvant et faisant la fête pour oublier la blessure, le chagrin et la culpabilité. C'est ce que Toni et Jack Junior avaient fait. Mais Madi, à la place, fut encore plus terrifiée à l'idée de faire quoi que ce soit de travers et de perdre d'autres personnes qu'elle aimait. Pour le bien qui en était sorti… Ses parents avaient quand même fini par divorcer, son père était parti pour Hawaï et n'avait plus donné de nouvelles. Toutefois, Madi ne s'était pas découragée. Maintenant encore, elle se montrait gentille, fiable, soutenant les autres, pour le meilleur ou pour le pire.

Elle s'assit à côté de Toni à la grande table ronde et fit un signe de la main à Lucille Munson, l'une des volontaires âgées venant de la maison de retraite locale. Lucille était assise sur un canapé le long du mur et buvait du thé. Personne ne savait exactement quel âge elle avait, mais avant de venir vivre au Village Ensoleillé, elle avait tenu la galerie d'art de la ville. Elle était aussi à l'origine de tous les cancans de Wyckford avec Ben Murphy, le père de l'autre meilleure amie de Madi, Cassie. Cassie, chirurgienne, était récemment revenue de San Diego pour retrouver Brock Turner, qui était généraliste et pédiatre.

Leur seconde chance sentimentale donnait à Madi l'espoir qu'elle pourrait peut-être aussi trouver quelqu'un de spécial, un jour. Si elle était honnête, c'était ce qu'elle désirait le plus, au fond d'elle-même.

Toni sourit et posa son téléphone.

— Salut, sœurette. J'ai entendu dire que tu avais un cavalier pour ton événement de ce soir. Et quel cavalier !

Madi fronça les sourcils et se figea en sortant son sandwich.

— Comment le sais-tu ?

— Je suis voyante.

— Luna te l'a dit, c'est ça ?

— Oui. Quand j'ai pris mon petit déjeuner au café, ce matin. Je ne peux pas croire que tu aies chopé Tate Griffin.

Madi regarda autour d'elles, bien trop consciente de la présence d'autres personnes qui buvaient probablement leurs paroles.

— Sérieusement. Je suis impressionnée. Le dernier garçon avec qui tu es sortie était un comptable de Providence ennuyeux au possible.

Après son service, Madi rentra chez elle en voiture et nourrit Violette, la vieille chatte noire dont elle avait hérité de sa grand-mère avec la maison. Puis, avant de se préparer pour le gala, elle consulta ses réseaux sociaux et le regretta. Parce que, bien sûr, Lucille la mentionnait sur la page Facebook de la ville.

Ce soir ont lieu le grand dîner et la vente
aux enchères dont tous les bénéfices
iront au dispensaire. Ils sont organisés
par Madison Scott, formidable infirmière
urgentiste, qui sera accompagnée par…
le secouriste volant Tate Griffin !
P.-S. Si quelqu'un prend le couple
en photo, qu'il ou elle la partage ici.

4

La routine de Tate n'avait pas beaucoup changé depuis qu'il était arrivé à Wyckford. Le matin, il se levait et faisait de l'exercice, soit en nageant – quand il faisait assez beau – soit en allant au gymnase avec Mark et parfois Brock Turner, même si celui-ci ne venait plus souvent. Il s'était fiancé quelques mois plus tôt avec Cassie Murphy, la meilleure amie de Madi et une chirurgienne de premier ordre. Apparemment, ils avaient trouvé le bonheur pour le restant de leurs jours.

Si l'on croyait à ce genre de chose.

Ce qui n'était pas le cas de Tate. Il préférait garder des relations légères et amicales, sans trop de complications. D'après son expérience, les relations sérieuses n'apportaient que du chagrin et de la souffrance lorsqu'elles se terminaient. Il n'y avait qu'à voir son équipe, ses parents. Alors, il avait quelques bons copains. Mark Bates faisait partie de ceux-là. Il était venu de Chicago après avoir quitté la marine, et ils avaient l'armée en commun. Mark avait été la seule personne que Tate connaissait en ville à son arrivée, et la première à se mesurer à lui au gymnase.

Ce jour-là il faisait chaud, pour un mois d'octobre, et Tate alla nager seul, Mark étant occupé. Il mit sa combinaison de plongée, se rendit sur une petite plage privée non loin de sa maison, et fit des longueurs jusqu'à épuisement. Ensuite, il se força à marcher sur un mile le long de la côte rocheuse. Au début il progressa lentement, comme un crabe, mais pour finir il parcourut la distance sans problème. Un exploit, étant donné que quatre ans plus tôt il avait souffert d'une sévère infection postchirurgicale à la jambe après le crash de l'hélicoptère. Il s'était bien remis, ne gardant qu'un léger boitillement, mais il avait été opéré quelques mois auparavant pour enlever un excès de tissu cicatriciel, d'où ce nouveau congé de l'armée de l'air. Cela dit, les choses s'arrangeaient de jour en jour et il espérait pouvoir se réengager bientôt. En attendant, il travaillait à accroître sa force et sa résistance.

Il devait s'estimer heureux d'avoir gardé sa jambe après l'accident. Et même si on l'avait amputé, il s'en serait mieux sorti que le reste de son équipe. Eux avaient perdu la vie.

Pourquoi n'ai-je pas simplement reporté ce vol de quelques heures ? Attendu que la tempête passe ? Et qu'il fasse jour ?

Il connaissait les réponses à ces questions. Elles avaient été consignées noir sur blanc par les enquêteurs qui l'avaient blanchi de toute faute dans l'abominable accident de cette nuit-là. Reporter le sauvetage aurait signifié la mort pour les aviateurs piégés dans l'océan. Son équipage n'avait pas hésité à le suivre. Ils avaient fait leur choix. Mais maintenant, lui devait vivre avec les conséquences.

Il avait beau savoir tout cela, le chagrin et la culpabilité le transpercèrent de nouveau. Il s'arrêta pour reprendre son souffle. Il n'en avait sauvé aucun. Ni de son équipage ni des victimes. Personne. Malgré tout son entraînement de secouriste traumatologue, malgré toutes ses compétences de sauveteur parachutiste, malgré tout, il avait échoué. Il s'était toujours targué d'être un bon leader – réactif, encourageant, prenant les décisions difficiles. Mais l'accident l'avait fait douter de tout.

Alors à présent, à chaque sortie il se donnait deux fois plus de peine que les membres de son équipe, vérifiant tout à plusieurs reprises pour s'assurer que rien ne clocherait. C'était aussi la raison pour laquelle il limitait le cercle des personnes proches de lui. Parce que s'il ne pouvait pas protéger les gens à qui il tenait, à quoi bon multiplier les amis ? Il avait l'impression de faire pénitence à travers les longues heures de travail, les nuits solitaires.

Peut-être que s'il se punissait assez, se disait-il, s'il sauvait assez de personnes, il pourrait mériter le pardon de ceux envers qui il avait failli toutes ces années plus tôt.

Même si lui ne se pardonnerait jamais.

Tate quitta sa combinaison mouillée, prit une douche et se regarda dans le miroir, reconnaissant à peine l'homme qui lui faisait face. Brock avait réexaminé sa blessure à la tête et sa légère commotion cérébrale, et lui avait donné l'autorisation de reprendre les vols. Mais il fallait du temps pour se réintégrer dans les rotations de personnel, alors il avait passé la semaine confiné chez lui, de plus en plus agité. Dès lors, il était content d'avoir une excuse pour sortir ce soir-là, en dehors du fait qu'il avait rendez-vous avec l'infirmière Scott.

Était-elle aussi jolie que dans son souvenir, ou était-ce une autre hallucination due au coup qu'il avait reçu sur la tête ? S'il fermait les yeux, il pouvait encore se rappeler son parfum de linge propre, de fleurs et de neige fraîche.

Assez.

Chassant ces pensées stupides, il se regarda de nouveau dans le miroir et se rappela que cette soirée était une faveur qu'il lui faisait parce qu'elle l'avait aidé cette nuit-là. Rien de plus.

Il avait l'air d'une épave – comme disait sa mère – avec des points de suture au-dessus d'un sourcil et un bleu qui virait au jaune sur la joue. Ses cheveux étaient un peu longs et il ne s'était pas rasé ce matin-là. Il avait perdu du poids, aussi, et son visage paraissait plus anguleux. Quant à ses yeux, ils étaient... *vides.*

En aucune façon, la mignonne et avenante infirmière Scott n'attendrait autre chose de lui que la faveur de sa présence, ce soir-là. Elle avait été pour lui une bonne Samaritaine, voilà tout. Il n'y avait pas là le moindre soupçon de romance. C'était donnant-donnant, un simple arrangement d'affaires. Et c'était heureux, parce que si son corps s'était à peu près remis de l'accident, il restait du travail en ce qui concernait son âme.

Sans réfléchir, il saisit le flacon vide de Vicodin posé sur le lavabo et le fit rouler entre ses doigts. Il s'était sevré trois ans plus tôt, d'un coup, à la minute où il avait pris conscience qu'il cherchait à amortir tout ce qui lui arrivait. Mais le désir de prendre ce genre de cachets subsistait. Ils atténuaient tout, ils faisaient tout disparaître.

Il finit de s'habiller, puis alla dans son garage pour s'occuper de la Chevelle.

Il passa le reste de la journée sous le châssis, puisqu'il n'était pas de service ce jour-là. Il songea à se rendre à l'hôpital, voir s'il pouvait trouver Madi et discuter avec elle de leurs plans pour la soirée, puis y renonça. Il était de nouveau sale. Et il n'y avait vraiment aucune raison de la retrouver à l'avance. Il avait vu les affiches placardées dans toute la ville pour la vente aux enchères, alors il savait où il devrait être et quand.

Il ne rimait à rien de faire de cette histoire quelque chose de plus important que ce qu'elle était, se morigéna-t-il. Indépendamment de la façon dont son corps réagissait chaque fois qu'il se revoyait assis à côté de Madi dans cette minuscule voiture. Qu'il la revoyait retenir son souffle tandis qu'elle lui caressait tendrement les cheveux, qu'il se rappelait ses yeux couleur de chocolat et ses lèvres roses légèrement entrouvertes...

Arrête ça, fils.

La voix de son père résonna dans sa tête, comme elle le faisait toujours pour lui donner des conseils quand il n'était pas sûr de quelque chose.

Pense à ton travail et occupe-toi les mains. Ne te mets pas dans les ennuis et tout ira bien.

Tate passa encore plusieurs heures sous sa voiture, puis il en sortit et massa distraitement sa cuisse gauche. Il était déterminé à jouer son rôle dans l'accord qu'il avait conclu avec Madison pour ce soir-là. Tout irait bien. Après un bon dîner, il enchérirait peut-être pour un objet ou un autre, puisque les bénéfices serviraient une bonne cause, puis il rentrerait chez lui et se replongerait dans sa confortable routine.

Il n'y aurait pas de dégâts à déplorer. Et au moins, c'en serait fini de ses réactions incongrues et de ses pensées déplacées à propos de la séduisante infirmière.

Tout ce qui lui restait à faire, c'était de traverser les deux heures à venir en gardant la tête froide et le cœur en sûreté, là où il l'avait mis sous clé quatre ans plus tôt.

Résolu à passer cette soirée indemne, il retourna dans la maison, reprit une douche et enfila son meilleur costume. L'heure venue, il mit ses clés, son portable et son portefeuille dans une poche et rejoignit la Chevelle.

Il avait un faux rendez-vous à honorer.

Madi arpentait le vestibule de la salle des fêtes années 1920 dans sa petite robe noire et ses talons hauts, saluant d'un signe de tête les retardataires. Par les portes ouvertes de la grande salle, les délicieux relents du dîner la rendaient impatiente de rejoindre ses invités – pour manger, sourire, soigner ses relations. Son travail, ce soir-là, consistait à inciter les gens à faire des dons ou à enchérir. Mais elle n'avait toujours pas son cavalier.

Elle n'avait jamais douté que Tate viendrait, même s'ils ne s'étaient pas parlé depuis la nuit de la tempête. Après tout, la vente aux enchères était l'endroit où il fallait être. Et elle gardait encore espoir.

Tout était la faute de Luna, décida-t-elle, avec cette promesse que son amie lui avait extorquée. Cela dit, Tate était terriblement sexy et il avait cet air sombre et tourmenté qui l'embrasait tout entière sans qu'elle sache pourquoi. Elle n'avait jamais fait d'incursion du côté dangereux de la vie, songea-t-elle, mais il rendait ce côté-là extrêmement attirant…

Oh ! non.

Elle s'empressa de rembobiner ces pensées. Ils se connaissaient à peine, se rappela-t-elle. Tout ce stress et toute cette nervosité, c'était exactement la raison pour laquelle elle ne sortait qu'avec des comptables et des banquiers, qui étaient des gens sûrs. Elle n'aurait jamais dû faire cette promesse.

— Salut, dit Luna en venant vers elle.

Madi cligna des paupières, sidérée par l'apparence de sa meilleure amie. Luna était superbe, habillée à la perfection, bien coiffée et bien maquillée. Sa robe violette, moulante, mettait en valeur ses courbes et ses longues jambes, comme ses talons aiguilles.

— Waouh ! fit-elle.

— Merci.

Luna haussa les épaules, puis détourna vivement les yeux quand Mark Bates passa et fit un signe à Madi.

D'ordinaire, il était en uniforme de pompier. Mais ce soir-là, il paraissait très élégant dans son costume. Il était grand et élancé, et ses vêtements faisaient ressortir son corps mince et musclé. Le tissu anthracite contrastait avec ses cheveux blonds éclaircis par le soleil et ses yeux bleu clair. Il afficha un sourire, ses dents blanches brillant dans son visage hâlé.

— Salut.

— Salut, répondit Madi.

Puis il jeta un regard à Luna et ses yeux s'agrandirent. Elle garda son attention rivée sur Madi, comme s'il n'existait pas.

— Je te verrai à l'intérieur.

Mark la suivit des yeux tandis qu'elle disparaissait dans la salle, et Madi réprima un sourire. Le pauvre garçon paraissait dérouté. Intelligent, l'esprit vif, très solide, il était l'un des cinq pompiers qui composaient la brigade de Wyckford et il s'occupait de tout, des désincarcérations les plus délicates à la récupération d'un chaton dans un arbre. Rien ne semblait l'ébranler.

Jusqu'à ce soir, apparemment.

Il s'en alla en secouant la tête.

De nouveau seule, Madi parcourut le vestibule des yeux. Elle avait été si occupée, plus tôt, à saluer les gens et à les installer, qu'elle n'avait peut-être pas vu passer Tate, pensa-t-elle. Mais est-ce qu'il ne serait pas venu la trouver pour lui dire bonsoir, au moins ? Berk. Cette idée avait été folle dès le départ, et cela lui rappelait pourquoi elle préférait sa petite vie tranquille. Une vie prévisible. Paisible.

Et ennuyeuse.

Secouant la tête, Madi alla regarder dehors par les grandes fenêtres, mais il n'y avait aucun signe de Tate Griffin ou de sa voiture. Avec un soupir, elle redressa les épaules et jeta un coup d'œil dans la salle.

Il n'y avait plus une place à vendre.

Elle perdit cinq autres minutes à arranger les objets destinés à la vente sur la table qui longeait le mur du fond du vestibule, et s'arrêta devant un petit bracelet en argent. Chaque breloque était faite à la main et se rapportait à Wyckford : une buse minuscule, une digue miniature, une petite barque de pêche et une ancre. Normalement, Madi ne portait que le collier que sa sœur Karrie lui avait donné. Mais ce bijou lui donnait envie de dépenser de l'argent qu'elle n'avait pas.

— Pas vraiment pratique.

M. Martin se tenait derrière elle, appuyé lourdement sur une canne, ses traits flétris déformés par un sourire hostile.

Madi ignora sa remarque.

— Vous sentez-vous mieux ? demanda-t-elle.

— Mes chevilles sont enflées, mes doigts sont gourds et je suis horriblement constipé.

En tant qu'infirmière, Madi avait l'habitude que les gens lui disent des choses qu'ils ne mentionneraient jamais dans une conversation polie.

— Eh bien, restez hydraté. Prenez-vous vos médicaments ?

— Il y a eu une confusion à la pharmacie.

— Avez-vous appelé le Dr Turner ?

— J'ai essayé. C'est un idiot. Pas comme son père.

Brock n'était pas un idiot. Il avait trente-six ans et était l'un des meilleurs médecins du Massachusetts. Il aidait toujours Madi au dispensaire quand il le pouvait. Bien sûr, elle était peut-être un peu partiale, parce qu'il était fiancé à Cassie, mais ce n'était ni le lieu ni le moment de discuter avec ce vieux grincheux.

— Je m'occuperai de ce problème de médicaments demain à la première heure.

— Assurez-vous de le faire.

M. Martin regarda autour de lui, les sourcils froncés.

— Où est votre cavalier ? Il vous a plantée ?

Et puis, sans laisser à Madi le temps de répondre, il s'éloigna en boitillant.

Elle se retourna pour regarder de nouveau le bracelet. Le vieil homme avait eu raison sur un point : il n'était pas pratique pour une infirmière. Les breloques s'accrocheraient partout.

— Mon chou, que fais-tu là ?

Sa mère. Ellen Scott était surveillante à l'hôpital. Ce soir-là, elle portait une robe bleu pâle qui laissait voir un léger hâle.

— Joli, dit-elle en regardant le bracelet. J'ai demandé à la cuisine de te garder ton dîner. Nous, nous allons passer au dessert.

Elle embrassa sa fille sur la joue et retourna dans la salle.

Quand on baissa les lumières et que la présentation des objets à vendre commença, Madi se faufila à l'intérieur et prit le seul siège vide à l'une des tables du fond. Il faisait trop sombre pour voir les gens assis autour d'elle. Sur sa gauche, un homme regardait le diaporama. Elle étudia son profil, les paupières plissées. Il lui semblait vaguement familier, mais avant qu'elle puisse trouver où elle l'avait vu, quelqu'un lui tapa sur l'épaule.

— Madi, vous voilà.

Elle tourna la tête et sourit quand les lumières se rallumèrent.

— Bonsoir.

— Je vous cherchais partout.

À l'hôpital, Judith Meyer était la directrice des infirmiers.

— Je suis contente que vous puissiez enfin vous reposer et profiter des fruits de votre labeur.

— Merci. Je me suis assurée que tout était prêt. Nous sommes complets. La soirée se déroule bien.

Sa supérieure eut un grand sourire.

— Fabuleux ! Et comment allez-vous, Tate ?

Stupéfaite, Madi pivota vivement et le trouva à côté d'elle, sur la chaise de gauche, un bandage au-dessus d'un œil et un hématome jaune-violet sur la tempe. Ses yeux vert et doré étaient aussi beaux que dans son souvenir, et ils brillaient de curiosité.

Waouh.

Un projecteur éclaira la scène et le présentateur annonça :

— Et maintenant, accueillons l'infirmière la plus travailleuse de Wyckford. S'il vous plaît, applaudissez tous Madison Scott !

5

— Allez-y.

Avec un grand sourire, Judith enjoignit à Madi de quitter son siège avant de se tourner vers Tate.

— Escortez votre cavalière.

— Oh ! s'empressa de dire Madi. C'est bon, il n'a pas besoin de...

Mais Tate était déjà debout, une main au creux de son dos, et il lui fit signe de le précéder, un sourire sur les lèvres.

Elle fit de son mieux pour montrer de l'assurance à ceux qui les regardaient, c'est-à-dire *tout le monde*, puis elle lui chuchota :

— Je craignais que vous ne m'ayez oubliée.

Quelque chose étincela dans ses yeux avant qu'il le cache et que son masque poli se remette en place. Madi ne savait pas très bien comment il avait réussi à traverser le vestibule sans qu'elle le voie, mais cela n'avait pas d'importance. Elle était reconnaissante de ce qu'il veuille bien jouer son faux cavalier devant toute la ville.

Ils se frayèrent un chemin entre les tables jusqu'à la scène, les visages flous autour d'eux. Madi ne pouvait se concentrer que sur la grande main chaude posée sur elle, une main qui appartenait à l'homme superbe qui l'accompagnait. Tate était assez proche pour que son odeur de bois et d'épices l'enveloppe, lui donnant envie de l'attirer dans un coin où ils pourraient apprendre à mieux se connaître. Beaucoup mieux.

Mais lorsqu'ils arrivèrent à l'escalier qui montait sur la scène, elle s'obligea à se concentrer sur la tâche qui l'attendait. La vente aux enchères. Réunir de l'argent pour le dispensaire. C'était beaucoup plus important que sa libido rouillée, dans l'immédiat.

Elle jeta un coup d'œil à Tate et remarqua pour la première fois son léger boitement. Ah, bon. Elle ne se souvenait pas qu'il ait été blessé à la jambe la nuit de la tempête. Elle fronça les sourcils.

— Vous allez bien ?

Au lieu de répondre, il la poussa à monter.

— Allez-y. Les gens attendent.

Avec cinq cents paires d'yeux fixées sur elle, Madi prit pied sur scène et emprunta son micro au présentateur.

— Bonsoir.

La foule l'acclama.

Elle sourit à cet accueil enthousiaste. Elle avait grandi ici, elle travaillait ici, elle vivait ici. Même au bout du monde, elle serait toujours de Wyckford.

— Merci à tous d'être venus et de soutenir une cause aussi juste. Maintenant, levons de l'argent pour notre dispensaire.

Elle désigna le grand écran derrière elle, sur lequel des images des articles à vendre étaient projetées.

— Préparez tous vos cartons, parce que nous avons des choses formidables à vous faire acheter. Notre commissaire-priseur favori, Harry Langston, est venu de Boston pour cette vente aux enchères et je compte bien voir fuser quantité d'offres.

— Laissez votre cavalier dire bonsoir, aussi ! lança Lucille d'une table située à l'avant.

Vêtue d'une robe argentée, elle prit une photo de Madi et de Tate avec son téléphone, puis cligna de l'œil.

Alors que Tate tendait la main pour prendre le micro à Madi, leurs doigts se frôlèrent, ce qui la fit frissonner.

— Bonsoir, dit-il en rendant son clin d'œil à Lucille. Je suis Tate Griffin. Le... cavalier.

— Voilà, déclara Madi en reprenant le micro pour ne pas donner de quoi cancaner davantage à la vieille fouineuse. Maintenant, passons à la vente aux enchères. Je vous souhaite de passer un bon moment.

Ils descendirent de la scène. Alors que Madi retournait à leur table pour dîner, sa mère l'arrêta et l'étreignit. Tate semblait avoir disparu, ce qui était aussi bien car elle n'était pas sûre de vouloir répondre à d'autres questions sur lui.

La vente débuta par son bracelet et elle attrapa vite un carton sur la table de sa mère, en se disant que c'était un sacrifice pour la bonne cause. Finalement, quelqu'un d'autre l'emporta et le commissaire-priseur passa à l'article suivant.

— Tu as fait un super travail ce soir, mon chou.

Sa mère lui pressa la main, les yeux humides.

— Tu as toujours été la meilleure de mes enfants. Gérer le dispensaire, organiser cette vente… Je suis si fière de toi !

Madi fut contente de ce soutien.

— Merci.

— Où est ton cavalier ? dit Mme Scott en regardant derrière sa fille. Je l'ai aperçu à l'hôpital. Il semble être un gentil garçon, même s'il est un peu réservé et mystérieux. Comment vous êtes-vous rencontrés ?

« Gentil » n'était pas le mot qui venait à l'esprit de Madi à propos de Tate.

— Oh ! regarde. Il arrive.

Sa mère eut un grand sourire. Tate revenait avec deux verres de vin. Il en tendit un à Madi.

— Je suis Ellen Scott, la mère de Madi.

Ellen tendit la main, que Tate serra.

— Tate Griffin. Enchanté, madame.

— J'adore votre accent. D'où êtes-vous ?

— D'un peu partout. Mon père était dans l'Air Force. Mais nous sommes surtout restés en Louisiane. Je suppose que j'ai rapporté un peu du sud avec moi.

— En effet.

Sa mère flirtait effrontément, songea Madi. Elle souhaita

secrètement posséder la moitié de ses talents dans ce domaine, mais apparemment elle n'avait pas hérité de ce gène. En société, la plupart des gens la décrivaient comme aimable et polie, mais pas aguichante. Ellen tapota la main de Tate.

— Vous êtes un charmeur, n'est-ce pas ?

— *Maman !* la réprimanda Madi en rougissant.

La dernière chose dont elle avait besoin, c'était que Tate pense qu'il s'agissait là d'un coup monté pour obtenir de lui plus que sa compagnie pour ce soir-là. Et même si elle n'était pas contre le fait de le revoir ensuite, elle ne tenait pas à s'engager sur cette voie.

— Quoi ? fit Ellen, souriante. Bon. Passez une bonne soirée, tous les deux. Il faut que je commence à dépenser de l'argent.

Tate regarda Madi et leva son verre d'un air sardonique.

— À votre santé.

Ils regagnèrent leur table. Madi arrêta une serveuse pour lui demander d'apporter son dîner. Pendant qu'elle dégustait son poulet rôti aux légumes, elle examina la salle autour d'elle. L'espace était rempli de gens satisfaits, mais ils semblaient surtout bavarder au lieu d'acheter. Quand un célèbre jeu vidéo fut annoncé et que personne ne leva son carton, le cœur de Madi sombra. Et lorsqu'il y eut enfin une offre, elle fut beaucoup moins importante qu'escompté.

L'article suivant était vraiment un article de choix – une soirée coûteuse à Boston avec limousine, dîner dans un restaurant chic et concert. Les offres commencèrent bas. Il fallait faire mieux. Les trois quarts du budget du dispensaire venaient de ces dons.

Alors Tate surenchérit de deux cents dollars. Madi le dévisagea.

— Que faites-vous ?

Il la regarda avec un sourire malicieux. Et quand quelqu'un se lança dans une bagarre d'offres avec lui, il continua à lever son carton. C'était incroyable. Le duel pour « Une soirée en ville » continua pendant cinq minutes, et la somme finale fut ahurissante.

Tate gagna.

Apparemment satisfait, il posa son carton et étendit ses longues jambes devant lui pour suivre la vente. Madi aurait dû en faire autant, mais elle ne pouvait détacher les yeux de lui tandis que la soirée battait son plein. La salle devint folle, tout le monde faisant des offres pour tous les articles et surenchérissant pour s'amuser.

C'était... *merveilleux.*

Mais elle ne cessait de penser à tout l'argent que Tate avait dépensé pour lancer les enchères. Elle ne savait pas quel était le salaire d'un secouriste, mais elle ne pensait pas qu'il suffise à couvrir une telle dépense.

— Qu'allez-vous faire avec votre lot ? demanda-t-elle.

— Passer une soirée en ville, apparemment.

Il lui décocha un grand sourire. Puis il baissa les yeux sur sa bouche, et soudain elle eut envie de grimper sur ses genoux et de l'embrasser follement. Ce qui ne lui ressemblait pas du tout. Mais cette soirée semblait sortie d'une comédie romantique complètement déglinguée, alors...

Madi ne s'était pas rendu compte à quel point elle s'était penchée vers lui, jusqu'à ce qu'elle manque s'affaler contre son torse. Elle se redressa vivement et but son vin, riant doucement. Il était bon dans son rôle. Vraiment bon. *Un charmeur.*

— Gardez le flirt pour ma mère, dit-elle. Je suis immunisée.

Il lui lança un long regard.

— D'accord. Mais expliquez-moi quelque chose. Comment se fait-il qu'une femme comme vous n'ait pas de cavalier, ce soir ?

Elle cligna des paupières, moitié surprise, moitié triste.

— Disons que je travaille beaucoup.

— J'ai vu, dit Tate, qui continuait à la regarder de ses yeux vert et doré beaucoup trop perspicaces.

Sa main était posée près de la sienne sur la table, et tandis qu'elle fixait les yeux dessus, il fit glisser son pouce sur ses doigts. Un petit geste désinvolte qui fit passer en elle un frisson de trouble. Il fronça ses sourcils sombres en contemplant leurs mains, l'air entre eux bruissant de possibilités, et son ton se fit plus sérieux.

— J'ai trop travaillé, moi aussi. C'est un bon moyen d'échapper à ce qui vous tourmente.

Madi ne sut que répondre et elle but son vin en l'observant par-dessus le bord de son verre. Il était si proche, maintenant, qu'elle sentait son souffle chaud sur sa tempe. Dans la salle bondée, leur proximité était la même que celle des autres couples, mais elle avait des papillons dans le ventre.

6

Tate n'avait aucune idée de ce qu'il faisait, à s'ouvrir ainsi à Madison Scott.

Il allait beaucoup trop loin, beaucoup trop vite. Voilà.

Ce qui ne lui ressemblait pas du tout. Il n'était pas quelqu'un qui partageait, comme le lui reprochaient toujours ses partenaires. Flirter était une chose. Une distraction. Une diversion. Une seconde nature, chez lui. Il utilisait le flirt comme un bouclier pour empêcher les gens de voir quelle épave il était en réalité. Mais d'une certaine manière, Madi semblait transpercer tout ce qui n'allait pas chez lui et aller droit au cœur de sa personne. Ce qui était terrifiant.

Et curieusement exaltant, aussi.

Elle était superbe, ce soir-là. Sa robe noire faussement modeste avait des brides entrecroisées dans le dos et lui arrivait à mi-cuisse, moulant ses formes et donnant envie à Tate d'en voir davantage. Ses talons hauts mettaient en valeur des jambes fantastiques qu'il avait toujours vues cachées sous son uniforme. Et ses cheveux, ramassés en un chignon souple sur sa nuque, avec quelques mèches qui s'en échappaient, étaient terriblement sexy. Son seul bijou était un collier en or, elle n'avait pas de boucles d'oreilles.

Madi était tout ce qui lui plaisait chez une femme. Douce, gentille, intelligente. Mais il pouvait dire rien qu'en la regardant qu'elle était le genre de femme qui méritait le lot complet – une maison de rêve, une bague en diamant, la promesse d'un amour éternel. Un partenaire qui pourrait la protéger et la chérir inconditionnellement – sans arriver avec des casseroles sur les talons, comme lui.

Elle était faite pour être la gardienne de quelqu'un. Mais pas la sienne.

Pourtant, assis à son côté, il désirait ardemment partager davantage avec elle.

La tenir contre lui et se perdre en elle.

Ce qui était ridicule. Tout ceci était faux. Il le savait. Il y avait consenti.

Alors pourquoi était-il si tenté de briser les règles, maintenant ?

Avant qu'il puisse y réfléchir, Judith tapota l'épaule de Madi.

— Désolée, dit-elle. Mais pourriez-vous m'accorder un instant, Madi ?

— Bien sûr.

Madi s'excusa et rejoignit sa supérieure dans le vestibule.

La vente aux enchères continua à battre son plein, les gens sautaient sur place et agitaient leur carton en faisant des offres. Tout en se disant qu'il avait seulement besoin de se dégourdir les jambes et qu'il ne se montrerait pas indiscret, Tate suivit les deux femmes. Se tenant à l'entrée, il écouta leur conversation. Elles parlaient d'un vase.

— Je vois très bien, dit Madi à la fin. Je vais monter le chercher tout de suite.

Puis elles se séparèrent.

Laisse tomber, mon pote. Laisse-la filer.

Tate savait qu'il devrait aller l'attendre à leur table. Ce serait la chose logique et raisonnable à faire. Ils pourraient mettre un terme à une bonne soirée et s'en tenir là. Madi n'était pas pour lui.

Une partie de son être lui criait de s'éloigner. Elle méritait beaucoup plus que ce qu'il pouvait lui offrir.

Mais l'autre partie – celle qui avait été seule trop longtemps – l'emporta et il la suivit dans le couloir.

Madi monta l'escalier, maudissant ses chaussures qui lui comprimaient les orteils. Elle allait chercher l'objet ancien dont Judith avait gracieusement fait don afin de récolter encore plus d'argent pour le dispensaire.

Ce vase valait plusieurs milliers de dollars au moins. Tout ce que Madi avait à faire était de le trouver.

Le deuxième étage courait sur toute la longueur du bâtiment. Il y avait plusieurs pièces d'un côté, et de l'autre un grand débarras. Madi y entra et alluma. Au-dessus de sa tête, elle vit un haut plafond aux poutres apparentes et un loft où des affaires avaient été entassées n'importe comment. Elle espéra ne pas avoir à y grimper, avec sa robe et ses talons.

Chaude et étouffante, la resserre sentait la poussière. Madi regarda autour d'elle et paniqua à l'idée de devoir trouver son chemin dans ce labyrinthe, et encore plus à celle de devoir localiser ce qu'elle cherchait. Elle dépassa deux immenses sapins de Noël plantés dans des pots. Des piles de boîtes. Et miraculeusement, tout seul dans un coin, se dressait un grand vase identique à celui que Judith avait décrit. Elle s'en saisit et se tourna pour partir, mais alors elle rentra dans un homme aussi solide qu'un mur de briques.

Surprise, elle cria et bondit en arrière. Le vase s'échappa de ses mains, et il se serait brisé par terre si Tate ne l'avait pas rattrapé avec un grand sourire. Ses fossettes lui donnaient l'air d'un petit garçon, mais c'était un homme à cent pour cent.

— Que faites-vous là ? demanda Madi, pressant une main sur son cœur battant. Vous m'avez fait une peur bleue.

— Désolé. Puis-je vous aider ?

Elle lui arracha le vase.

— Non. J'ai tout ce qu'il me fallait.

Il ouvrit la bouche pour ajouter quelque chose, mais la porte du débarras s'ouvrit en grinçant et une voix lança :

— Madi, ma chère ? Êtes-vous là ?

Oh ! non. Non, non, non.

Voilà qui n'allait pas du tout. Si Lucille les trouvait là, ce serait sur tous les réseaux sociaux dès le lendemain. Madi voulait que la ville se focalise sur la vente aux enchères, pas sur sa vie personnelle. Elle chercha du regard un endroit où se cacher.

Tate semblait être sur la même longueur d'onde, car il posa un doigt sur ses lèvres. Puis il prit le vase dans une main, le poignet de Madi dans l'autre, et se mit à les tirer dans l'ombre. Elle marchait sur la pointe des pieds pour éviter le bruit de ses talons tandis qu'ils slalomaient entre les étagères, le grand corps de Tate à son côté, son souffle dans son oreille. Se montrer furtifs. Elle avait compris. Mais elle comprit autre chose, aussi. Ce qui était en train de se passer. Une traînée de feu se répandit dans son sang lorsque Tate se pencha vers elle pour murmurer :

— Elle est tenace, hein ?

Madi hocha la tête, se mordant la lèvre pour ne pas rire.

Lucille l'appela de nouveau.

Scrutant les environs, Tate ouvrit la porte d'un compteur électrique et aussitôt les lumières s'éteignirent. Madi retint une exclamation quand il la pressa contre le mur, les lèvres sur sa joue.

— Ne bougez pas.

Puis il s'accroupit devant elle et lui ôta ses chaussures. Elle s'accrocha à ses épaules pour garder son équilibre, n'y voyant rien du tout. Tate ne semblait pas avoir ce problème : il la guida aisément à travers un dédale de meubles de rangement. Ils tournèrent et virèrent, les mains de Tate descendant sur ses hanches pour la conduire où il voulait, en prenant soin qu'elle ne heurte rien. Elle ignorait complètement où ils allaient, mais elle le suivait, se fiant à lui pour une raison qu'elle ne saisissait pas vraiment. Et il y avait le fait que chaque fois qu'ils s'arrêtaient, il se pressait contre elle. Elle se mit à attendre ces instants-là. À les désirer.

— Madi ?

Un étroit rayon de lumière accompagna la voix de Lucille. Elle avait une torche.

— Oh ! pour l'amour du...

Les lèvres chaudes de Tate firent taire Madi. Ses genoux flageolèrent, et s'il ne l'avait pas tenue elle serait tombée. Raison pour laquelle elle passa une main autour de son cou. Pour garder son équilibre. C'était l'excuse qu'elle se donnait, en tout cas.

— À quel point voulez-vous vous cacher ? chuchota-t-il lorsqu'il s'écarta de quelques millimètres, ses paroles résonnant dans sa poitrine et dans celle de Madi.

Il avait posé le vase par terre, à côté d'eux, se libérant les mains pour caresser ses bras, ses cheveux, pour saisir son visage. Elle se laissa aller contre lui, incapable de s'en empêcher. Elle resserra son emprise, et son cerveau troublé par ce baiser batailla pour former des mots. Cela faisait si longtemps qu'on ne l'avait pas touchée ainsi. Trop longtemps.

— Madi ? chuchota encore Tate, la voix tendue par le désir.

Elle aimait la façon dont il prononçait son nom. Elle aimait ce qu'il lui faisait éprouver. Elle se sentait à la fois languide et palpitante.

— Mmm ?

Elle n'en dit pas plus, et il rit doucement contre sa mâchoire. Puis il la fit pivoter et monter à une échelle voisine, les biceps de chaque côté de ses bras, le torse pressé contre son dos.

— Grimpez.

Heureusement qu'il faisait noir, car elle avait le visage en feu. Elle lui obéit, consciente que ses fesses étaient à la hauteur de son visage. Et s'il pouvait y voir quelque chose, Tate aurait une vue superbe sous sa robe. Par chance, elle avait mis des sous-vêtements en dentelle tout neufs, ce soir-là, mais quand même. Ce n'était pas son meilleur angle.

En haut de l'échelle, ils atteignirent le loft. Le clair de lune entrait par une fenêtre ronde, révélant des affaires entassées, un divan et une grande table encombrée. Il y avait aussi des rangées de tableaux et des pots vides. Partout.

Madi voulut aller sur le côté, mais l'espace était si resserré qu'elle perdit l'équilibre et tomba sur le divan.

Tate la suivit.

La nuit de la tempête, elle avait été sous lui, aussi, mais cette fois c'était différent. C'était sexy.

Il bougea un peu pour la libérer de son poids. L'une de ses cuisses s'insinua entre celles de Madi et un gémissement involontaire lui échappa, exprimant un désir dévergondé.

Un gémissement horriblement fort.

Ils se figèrent tous les deux, regardant en bas le rayon de lumière qui se déplaçait entre les obstacles.

— À moins qu'elle ne soit capable de grimper à une échelle, nous sommes en sûreté jusqu'à ce qu'elle abandonne et s'en aille, chuchota Tate.

Oui. Ils étaient en sûreté. Ou en danger, selon le point de vue où l'on se plaçait.

Il s'immobilisa, formant une masse échauffée de testostérone et de tendons qui pressait Madi dans les coussins du divan. Elle se sentait un peu désarmée. Chaque fois que Tate respirait, sa jambe bougeait contre elle, et des frissons provoqués par le besoin qu'elle avait de lui traversaient son corps tout entier.

— Elle n'abandonnera pas, chuchota-t-elle, le souffle court.

Tate sortit une pièce de monnaie de sa poche et la lança avec force. Elle atterrit avec un tintement en bas, près de l'entrée.

— Oh !

Lucille tourna sa torche vers le bruit.

— Vous êtes là !

Ils regardèrent la femme âgée qui traversait la salle en oscillant. Elle atteignit la porte et disparut.

Le silence retomba. Seul résonnait le pouls emballé de Madi. Elle était dans un grenier, sur un divan, avec son faux cavalier. Le bon sens lui criait de partir. Mais son cœur voulait Tate, juste une fois.

— Ça va ? demanda-t-il.

Une question piège.

— Vous avez des compétences impressionnantes, monsieur Griffin. Je me sens comme une James Bond girl.

Son sourire fit se recroqueviller les orteils de Madi.

— La façon dont vous êtes montée à cette échelle va nourrir mes fantasmes pour quelque temps.

Ainsi, il *pouvait* voir dans le noir. Et maintenant qu'ils étaient là, avec le clair de lune qui ruisselait sur eux par la fenêtre, elle le voyait aussi. Le sentait. *Tout entier.* Il baissa la tête, ses lèvres effleurant à peine sa peau nue, et elle inspira vivement.

— J'ai pas mal d'expérience avec les échelles, dit-elle, faute de mieux.

— Ah oui ? fit-il, intrigué. Je n'ai pas vu beaucoup d'échelles aux urgences.

— Non.

La nervosité la faisait rire et parler à tort et à travers.

— Mais j'ai nettoyé les gouttières de ma maison à l'automne dernier et je suis presque tombée quand j'ai trouvé une énorme araignée qui m'attendait en haut. Heureusement, j'ai réussi à ne pas me rompre le cou.

Il rit doucement.

— Et merci, au fait, ajouta Madi. De m'avoir sauvée.

Il fit glisser sa main sur son bras, et saisit sa hanche avant de s'emparer de son postérieur.

— Je vous en prie.

Le corps de Madi se liquéfia sous son toucher, lui donnant envie de se tortiller plus près de lui. Elle éprouvait des sensations qu'elle n'avait pas ressenties depuis bien trop longtemps, et elle avait l'intention de poursuivre dans ce sens.

— Hé.

La voix sourde et sexy de Tate contenait un avertissement.

Elle voulait un autre baiser et davantage. Elle frétilla de plus belle, espérant lui faire saisir son message.

— Est-ce que vous me draguez ? demanda-t-il.

— Eh bien, techniquement, vous êtes sur moi… alors je pense que c'est vous qui me draguez.

Il appuya son front contre celui de Madi et jura à voix basse. Et ce n'était pas un juron satisfait.

Horrifiée et humiliée qu'il ne veuille pas d'elle, finalement, elle le repoussa.

— Désolée, je me suis laissé emporter par la fièvre du moment. Je ne suis pas très bonne à ce petit jeu, manifestement. Excusez-moi.

— Pas bonne à quoi, exactement ? demanda Tate en la relâchant.

Ils purent s'asseoir. Elle soupira.

— À la façon dont je dois m'y prendre avec les hommes.

Il la regarda.

— Que désirez-vous au juste, Madi ?

Il lui offrait une porte de sortie, remettant le pouvoir entre ses mains. Elle l'apprécia et, d'une certaine manière, cela la fit le vouloir encore plus. Elle n'était pas sûre de grand-chose, en cet instant – ignorant comment elle prendrait les retombées de tout cela le lendemain – mais ce soir-là, elle avait une certitude. Elle passa une main autour de son cou et se pencha pour l'embrasser.

— Je vous veux, Tate.

Il poussa un grognement sourd et approfondit le baiser.

Après ça, les choses dégénérèrent. La bouche de Tate était ferme, affamée, et sa langue glissait contre la sienne. Madi avait presque oublié ce que c'était que d'être embrassée ainsi, comme s'il n'y avait rien de plus important qu'elle sur terre. L'excitation de se sentir douce et féminine lui monta à la tête. Cela lui était arrivé quelquefois dans sa sporadique vie amoureuse, mais jamais à ce point. Elle n'avait jamais ressenti ce besoin irrésistible d'une autre personne, comme si elle pourrait mourir de ne pas l'avoir. C'était nouveau et grisant.

Puis Tate releva la tête. Elle toucha son visage, sa barbe naissante lui éraflant les doigts.

— Pour être bien clair, ceci n'est qu'un faux rendez-vous, n'est-ce pas ? demanda-t-il.

— Oui.

Alors sa bouche se reposa sur la sienne, et tandis que des alarmes se déclenchaient dans le cerveau de Madi, elle se dit qu'elle en avait assez de réfléchir. D'ailleurs elle n'y parvenait plus, parce que Tate était trop bon pour lui faire tout oublier. Encore meilleur que lorsqu'il usait de son charme pour flirter. Elle se perdit dans son baiser et ses caresses, aimant le fait qu'il ne semblait pas pressé, comme si l'embrasser était un événement en lui-même. Elle aspira de l'air lorsqu'ils finirent par se séparer. Tate bougea pour s'écarter, et par réflexe elle le retint.

— Attendez… Nous nous arrêtons ?

Il baissa la tête, sa mâchoire frottant celle de Madi.

— Oui.

— Pourquoi ?

Il émit un grognement sourd.

— Parce que vous n'êtes pas le genre de femme faite pour un coup d'un soir dans un débarras.

Dit comme cela, évidemment…

Elle plaçait toujours les désirs et les besoins des autres avant les siens. Mais là, maintenant, elle pouvait peut-être avoir ceci rien que pour elle. En outre, même si elle ne connaissait pas bien Tate, elle avait confiance en lui. Il travaillait à l'hôpital. Il avait un métier médical, comme elle. Elle savait qu'il était aimable et poli. Qu'il était arrivé quand elle avait eu besoin de lui, à la fois comme cavalier et pour la vente aux enchères – en faisant une offre pour cette soirée onéreuse à Boston. Et il venait de lui donner le baiser le plus extraordinaire qu'elle ait jamais eu. Peut-être que Tate Griffin n'était pas son homme pour la vie, mais il faisait certainement l'affaire pour ce soir-là.

— Allez…, dit-elle en l'enlaçant. S'il vous plaît…

Il lui jeta un long regard. Elle se moula contre lui, essayant de tourner le jeu en sa faveur.

Tate relâcha son souffle.

— Vous êtes sûre ?

— Oui.

Elle ferma les yeux tandis que sa bouche semait une traînée de feu sur sa gorge, sur sa clavicule.

— Je suis très, très sûre.

Il fit glisser les brides de sa robe jusqu'au coude, coinçant ses bras sur ses côtés et dénudant sa poitrine d'un même mouvement. Il poussa un grognement appréciateur, puis rendit soigneusement hommage au corps de Madi ; tandis qu'elle gigotait sous lui, il descendit le long de son ventre, entraînant sa robe avec lui.

— Si douce, murmura-t-il contre sa peau, le souffle chaud et caressant.

Mais il n'eut plus rien de délicat lorsqu'il remonta sa jupe jusqu'à sa taille. Il baissa les yeux sur son string, qu'il écarta pour exposer ce qu'elle avait de plus intime à son regard brûlant. Courbant la tête, il la caressa de ses lèvres et de sa langue jusqu'à ce qu'elle crie de plaisir. Elle saisit ses cheveux tandis que des étoiles explosaient derrière ses yeux.

Avant qu'elle ait cessé de trembler, il quitta sa veste, défit sa ceinture, ouvrit son pantalon et mit un préservatif. Le voir prêt pour elle la fit gémir. Lorsqu'il la pénétra lentement, elle en perdit le souffle. Il lui laissa un instant pour s'ajuster à lui, puis sa bouche retrouva la sienne. C'était follement sensuel, et tout ce qu'elle put faire fut d'enfoncer les ongles dans son dos et de se cramponner à lui.

Il absorba ses cris dans sa bouche tandis qu'il allait et venait en elle, puis il glissa une main sous son genou pour relever sa jambe et la passer autour de sa taille, afin de la posséder plus profondément encore. Madi était transportée. Tate était puissant, primal, et elle était là avec lui, allant à sa rencontre, ne pouvant que ressentir alors qu'il la faisait jouir de nouveau. Elle était en plein orgasme lorsqu'il la rejoignit, tremblant dans ses bras, enfonçant les doigts dans ses hanches pour se perdre dans son propre plaisir.

Finalement, il s'arracha de sa bouche et enfouit son visage au creux de son cou, ses épaules se soulevant et s'abaissant tandis qu'il reprenait son souffle. Puis il releva la tête pour la regarder.

— Quoi ? demanda-t-elle.

— Tu souris.

Oui, elle souriait. Et elle sourirait probablement pendant des jours. Elle venait de faire quelque chose d'égoïste, qui ne ressemblait pas du tout à son personnage de fille sage et rangée. Elle avait eu un échange sexuel. Dans un débarras. Et cela avait été fantastique. Elle passa un doigt sur le pansement de Tate et sur sa joue tuméfiée.

— Je suis désolée que tu aies été blessé pendant la tempête.

Il secoua la tête avec un grand sourire.

— Je vais bien.

Ils restèrent allongés là un long moment, jusqu'à ce que des applaudissements fournis retentissent au loin – rappelant à Madi où ils se trouvaient. À regret, elle poussa Tate, mais il ne bougea pas.

— Il faut qu'on y aille. Dépêche-toi. Pars le premier.

— Je ne te laisserai pas ici.

— Si. Il ne faut pas qu'on nous voie ensemble.

Elle le poussa de nouveau.

— Vas-y. Avant que Lucille revienne.

Sans se presser, Tate la regarda encore pendant plusieurs minutes, puis il appuya les lèvres sur sa tempe moite et finit par s'écarter. Il aida Madi à arranger ses vêtements avant de s'occuper des siens.

Lorsqu'il eut disparu au bas de l'échelle, elle resta assise seule, repue et pensive. Tate lui avait donné exactement ce qu'elle avait voulu, ce soir-là, dans tous les domaines. Il avait exaucé ses fantasmes et l'avait fait sortir un moment du moule qu'elle s'imposait. Ils étaient convenus de garder les choses simples. C'était juste un faux rendez-vous.

Et maintenant c'était fini.

7

Tate dormit très bien cette nuit-là et ne rêva pas. Sa matinée fut normale. Mark le retrouva sur la plage et ils nagèrent sur plusieurs kilomètres. Après quoi il rentra chez lui se préparer pour son service. Comme ils étaient à court de personnel, il travaillait comme ambulancier quand c'était nécessaire, comme ce jour-là.

Les courses furent normales, elles aussi. Un appel de la maison de retraite pour une douleur à la poitrine qui s'avéra être une fausse alerte. Un adolescent qui s'était cassé le bras en faisant du sport. Une commotion cérébrale sur un chantier.

Tout en travaillant, il pensait à Madi, à la manière dont elle avait été douce, chaude et généreuse dans ce grenier. Elle avait été… *étonnante*. Chaque fois qu'il la revoyait étendue pour lui sur ce divan, son corps réagissait.

Ce qui était stupide.

Oui, la nuit dernière avec elle avait été incroyable, mais cela n'irait pas plus loin. Ils étaient d'accord là-dessus.

Il ne s'était pas comporté honorablement quand il avait couché avec elle, mais il pouvait le faire maintenant.

Moins ils auraient de contacts, à l'avenir, mieux ce serait. C'était une aventure d'un soir. Il fallait la dépasser.

Le reste de la journée se déroula sans encombre. Lorsqu'il rentra chez lui le soir, il prit une longue douche brûlante, puis mit des habits propres tout en regardant le flacon vide de Vicodin posé sur sa commode. C'était son rituel. Pour finir, il le mit dans sa poche comme il le faisait toujours, voulant ce rappel pour garder la tête froide.

Ensuite, il se rendit en ville avec la Chevelle pour dîner. Wyckford était l'une de ces petites stations balnéaires dignes d'un livre d'images, où les touristes affluaient en été et où l'hiver était très calme. Le Buzzy Bird Café semblait dater des années 1950, avec son sol noir et blanc, ses banquettes en vinyle rouge et ses chromes. Tate y entra, remarquant qu'une nouvelle porte d'entrée et des fenêtres neuves avaient été installées depuis la tempête. Il s'assit au comptoir, où sa kiné lui servit une tasse de café. C'était sa routine du soir depuis des mois. Luna ne posait pas de questions, ce qu'il appréciait.

Ce soir-là, elle plaça une tablette devant lui. Tate regarda Luna. Elle paraissait malheureuse. Elle était vêtue d'une chemise noire, d'un pantalon noir, de bottines noires, le tout recouvert d'un tablier rose. Elle lui désigna l'écran, un sourcil levé, et il lut ce qui était affiché.

Énorme succès pour la vente aux enchères annuelle de l'hôpital !

Jusque-là, tout allait bien. Puis il lut le premier paragraphe. On attribuait ce succès à Madison Scott, qui avait assisté à l'événement avec son nouveau petit ami – Tate Griffin.

Petit ami ? Ouh là. Toutefois, ce n'était pas une affaire. Ce genre de nouvelle faisait vite long feu. Au prochain scandale, on ne parlerait plus d'eux. Il rendit la tablette à Luna et haussa les épaules.

— Quel est le plat du jour, ce soir ?

Elle croisa les bras.

— Le plat du jour, c'est : qu'est-ce qui se passe entre vous et ma meilleure amie ?

— Rien, répondit-il, sans bien savoir où cela menait, ou en quoi cela la regardait.

— Écoutez. Quand j'ai suggéré qu'elle vous demande d'être son cavalier, je pensais que c'était donnant-donnant. Madi avait un type canon avec qui parader, et vous passiez une bonne soirée sans engagement. Mais le titre de « petit ami », ce n'est pas rien. Comment est-ce arrivé ?

— Je ne sais pas.

Tate n'aimait pas être mis sur la défensive, en particulier parce qu'il se posait la même question. Comment avait-il pu laisser les choses aller aussi loin ?

Il s'était convaincu que coucher avec Madi la nuit précédente avait été une bonne chose pour eux deux. Elle était seule. Il était seul. Ils s'étaient tenu compagnie un moment. Mais avec le recul, ils avaient fait le mauvais choix. Car alors qu'il partirait bientôt pour son prochain déploiement, Madi vivait ici et y avait des intérêts en jeu.

Bon sang, je suis un tel idiot.

Luna continuait à le fixer. Il haussa les épaules.

— Je ne lui ferai pas de mal. Je le promets.

Ces mots eurent un goût amer sur sa langue, sans doute parce qu'il savait qu'ils n'étaient pas vrais. Madi était adulte, certes, mais même s'il savait peu de choses sur elle, il pouvait voir combien elle était gentille et avait bon cœur. Elle n'en sortirait pas indemne. D'un autre côté, lui non plus. Parce que en dépit de ses meilleures intentions, il avait laissé ses émotions et son cœur être impliqués dans cette histoire.

Comme si elle avait lu dans ses pensées, Luna marmonna quelque chose et s'en alla.

Il dîna rapidement, puis rejoignit sa grande maison vide pour travailler encore un peu au garage. Il avait vu la Chevelle sur une annonce dans le journal, juste après son arrivée, et n'avait pas pu résister.

Il n'avait jamais été capable de résister à un amour de voiture.

Ni à un amour de femme, apparemment...

Le lendemain, Madi assista à une réunion du conseil d'administration de l'hôpital, dont faisaient partie sa supérieure et sa mère.

Mais son esprit était à des millions de kilomètres de là. Ou plus exactement, à l'entrée des urgences où elle avait vu Tate Griffin.

Il était évident qu'ils se rencontreraient au travail, et pourtant elle n'y avait pas été préparée. Elle avait dû se faire violence pour ne pas l'aborder. Juste pour lui dire bonjour. Juste pour...

Seigneur !

Elle devait oublier leur nuit ensemble. Oublier qu'elle ne s'était jamais enflammée si vite pour un homme de toute sa vie. La veille, il ne lui avait même pas dit un mot. Manifestement, il était passé à autre chose. C'était ce qu'elle devrait faire aussi. Cela lui apprendrait à avoir un échange sexuel inapproprié avec un collègue de travail.

Mais la seule leçon qu'elle en avait tirée, c'était qu'elle avait raté quelque chose. Pire, la force de son attirance pour Tate Griffin lui faisait craindre que la prochaine fois qu'ils se croiseraient, elle puisse le pousser dans un placard pour le deuxième round.

— Madison ? Le montant que nous avons réuni ? répéta Judith.

— Euh... dix-huit mille dollars. Et le tout ira au budget du dispensaire pour l'année.

— Malheureusement, nous devrons peut-être faire quelques ajustements, dit Bud Lofton, administrateur en chef de l'hôpital.

— Des ajustements ?

Elle savait qu'elle ne devait pas montrer de faiblesses.

— Mais nous avons besoin de l'argent pour soutenir nos programmes. Les gens comptent sur ces services.

— Quoi qu'il en soit, nous avons rencontré des contraintes financières inattendues, continua Bud. Elles demandent que nous revoyions le budget et les postes auxquels les fonds sont alloués.

Madi jeta un coup d'œil aux autres membres du conseil pour voir leurs réactions. Personne à part Brock ne croisa son regard, ce qui signifiait qu'ils connaissaient probablement tous la nouvelle. Super.

— Mais le dispensaire est plus important que jamais !

insista-t-elle. Nous fournissons des soins nécessaires à une population en situation précaire.

Le dispensaire était essentiel pour elle, et pas seulement parce que Karrie était morte du fait qu'elle n'avait eu nulle part où aller. Madi voulait s'assurer qu'aucune autre jeune fille de dix-huit ans ne ressentirait le même désespoir et la même terreur que sa sœur.

— Nous comprenons l'importance de la mission du dispensaire. Mais nous devons penser aussi à ce qui bénéficie à toute l'unité médicale. Il n'y aura pas de dispensaire si le reste de l'hôpital fait faillite, Madi.

— Nos chiffres sont bons, Bud, plaida-t-elle. Nous restons dans les limites de notre budget. Nous avons été créditeurs ces deux dernières années. Nous n'avons jamais eu un seul incident. Nous sommes capitaux pour notre communauté. Et je continuerai à me battre pour ça jusqu'à mon dernier souffle.

L'administrateur secoua la tête.

— Madi, j'admire votre ténacité et votre foi dans la mission du dispensaire. Pour cela, je suis de votre côté. Mais il faut aussi voir un autre aspect du problème : le dispensaire attire une population problématique à Wyckford, et une partie de la ville n'y est pas favorable.

Bud se tut un instant, avant de reprendre :

— Je vais vous proposer un deal. Au conseil municipal de cette semaine, nous allons soumettre notre budget pour l'année prochaine. Je ferai un laïus sur le dispensaire et les défis auxquels nous faisons face, et je demanderai des fonds publics. Si la réponse est positive, le dispensaire continuera normalement. Sinon, nous réévaluerons la situation. Cela vous paraît-il acceptable ?

Madi n'avait guère le choix.

— Oui, monsieur.

— Oh ! encore une chose. Depuis quand le budget du dispensaire inclut-il un service de livraison pharmaceutique ?

Bud devait se référer aux médicaments de M. Martin, qu'elle lui avait portés chez lui.

— J'ai fait cela sur mon temps libre, monsieur.

Une heure plus tard, Madi était de retour aux urgences, satisfaite que le conseil d'administration l'ait fait penser à autre chose qu'à Tate. Elle ne l'avait pas vu depuis la veille et elle supposait qu'il ne travaillait pas. Ou peut-être commencerait-il après son départ. Quoi qu'il en soit, elle ne se renseignerait pas sur ses heures de présence ; ce serait trop pathétique.

À la place, elle se concentra sur les arrivées. Un patient victime d'une attaque, un diabétique qui souffrait de gangrène aux orteils, un homme qui avait été poignardé dans un bar de Boston, deux ivrognes, un mal d'estomac et un grave cas de sumac vénéneux.

Lorsqu'elle bâilla pour la dixième fois, Madi alla chercher un café. Tandis qu'elle se tenait dans la salle de repos, son esprit vagabonda de nouveau vers ce grenier et les mains chaudes de Tate qui la caressaient…

— Mon chou ?

Elle cligna des paupières et vit sa mère.

— Je t'ai appelée trois fois, dit Ellen. À quoi penses-tu donc ?

Madi ne pouvait confier à sa mère ses pensées classées X. Alors elle répondit :

— À rien.

— Madi, murmura Ellen en lui jetant un regard sceptique. Cela ne te ressemble pas, de te laisser distraire par un homme.

— Je ne suis pas distraite par quiconque, répliqua Madi en rougissant. J'ai juste beaucoup de choses à faire.

— Comme d'habitude, non ?

— Peux-tu laisser tomber, s'il te plaît ? Je vais bien.

— Tu es sûre ?

— Oui. Tu t'inquiètes pour rien.

Une jeune infirmière tout juste sortie de l'école, Camilla, arriva en tremblant d'excitation.

— Il est là. En salle d'attente.

Madi fronça les sourcils.

— Qui est là ?

Camilla lui décocha un regard appuyé.

— Lui.

— Est-ce que ce « lui » a un nom ? demanda sèchement Ellen.

— Tate Griffin. Ce secouriste canon !

La mère de Madi jeta un coup d'œil à sa fille, mais elle ne s'en aperçut pas. Elle était trop occupée à maîtriser les battements de son cœur.

— Tate est ici pour me voir ?

— Non. Il a demandé le Dr Turner. Mais le Dr Turner a été appelé ailleurs.

— Je vais le lui dire.

Madi partit dans le couloir. Au moins, son uniforme n'était pas taché, ce qui était un bon point. Mais elle ne se rappelait pas si elle s'était maquillée, ce matin-là, et elle aurait vraiment voulu avoir le temps de se coiffer.

Tate était assis dans la salle d'attente, la tête renversée en arrière et les yeux fermés, une jambe étendue devant lui. Il portait un jean délavé et un T-shirt noir, avec l'air d'un mannequin qui aurait posé pour une affiche intitulée *Grand, sombre et mystérieux*. N'importe qui l'aurait cru endormi, mais Madi sentit qu'il était à peu près aussi détendu qu'un serpent à sonnettes prêt à frapper.

Tandis qu'elle approchait, il ouvrit les yeux et la regarda sans rien dire. Son regard vert et doré mit à mal le système nerveux de Madi. Elle venait de traiter trois urgences sans broncher, mais là son sang se ruait dans ses veines.

Il n'est pas venu ici pour te voir. Calme-toi.

L'air conditionné avait beau souffler sur sa peau, elle se sentit soudain en proie à un coup de chaleur. Elle s'arrêta devant Tate et se mordit la lèvre inférieure.

Il se leva et elle en perdit le souffle. Ce qui n'était pas bon.

Elle devait se ressaisir.

Il n'y avait personne dans la salle d'attente, pour une fois, mais juste de l'autre côté du couloir se tenaient Camilla et Ellen qui les fixaient avec une vive curiosité. Madi les ignora du mieux qu'elle put.

— Tu es ici pour voir Brock ? demanda-t-elle.

— Oui. Il faut qu'on m'enlève mes points. Je le ferais moi-même, mais ce n'est pas commode...

— Je vais te les ôter, lâcha Madi avant de pouvoir se raviser. Brock n'est pas là.

Sa mère et Camilla les observaient toujours, rejointes par du personnel qui n'avait apparemment rien de mieux à faire que de tendre l'oreille. Leur rencontre serait sûrement rendue publique avant la fin de son service, mais elle ne pouvait rien y faire.

— Allez, viens.

Tandis qu'ils rejoignaient une salle d'examen, Madi regarda Tate de dessous ses cils, prenant note de son grand corps solide et de la façon dont il boitait légèrement de la jambe gauche. Puis elle se risqua à jeter un coup d'œil à son visage et découvrit qu'il l'observait, l'air déconcerté. Elle le fit entrer dans la cabine et tira le rideau.

— Je vais chercher ce qu'il me faut et je reviens.

8

Dans l'armée de l'air, Tate avait appris des tactiques de défense et des façons de dissimuler des informations. Il excellait dans les deux, et il lui était facile de cacher ses émotions. Il n'y avait guère de place pour ce genre de chose dans le monde ultra-stressant et à haut risque de la médecine d'urgence. Alors il avait perfectionné depuis longtemps une expression impassible dont il avait fait un outil précieux. C'était devenu une seconde nature, chez lui, ou cela l'avait été.

Jusqu'à Madi, apparemment.

Parce qu'il avait un mal du diable à y arriver avec elle. Comme à présent, par exemple, quand il était soulagé de la revoir et qu'il bataillait pour ne pas le montrer.

Elle était une infirmière formidable, il l'avait vu la veille avec un bébé qui était dans un état critique. Et la nuit de la tempête, elle était restée extrêmement posée. Elle était mignonne, dans son uniforme violet avec le petit cœur rouge brodé sur la poche de poitrine. Et il aimait beaucoup son air d'autorité.

Honnêtement, il aimait tout d'elle, y compris le goût de sa peau.

Elle revint et dit d'un ton ferme :

— Assieds-toi.

Il s'assit sur le tabouret. Le lit était pour les patients, et il n'en était pas vraiment un.

Madi se lava les mains, mit des gants et ouvrit son kit de soins. Debout devant lui, elle ôta soigneusement son bandage, en bâillant.

Tate sourit.

— Fatiguée ?

— J'étais déjà plus que fatiguée il y a trois heures.

Elle désinfecta l'endroit des points, puis prit des pinces.

— Ne t'inquiète pas. Je suis experte pour enlever ça rapidement et sans douleur.

Il lui saisit le poignet, l'arrêtant.

— Pourquoi as-tu les joues rouges ?

Elle hésita et finit par admettre :

— Je suis gênée, d'accord ?

— À propos de quoi ?

— À ton avis ? À propos de ce qui s'est passé l'autre soir.

— Pourquoi ?

Elle soupira, et son souffle chatouilla les cheveux de Tate près de sa tempe. Il réprima un frisson de trouble.

— Parce que je n'avais jamais eu un échange sexuel comme celui-là.

Elle baissa la voix.

— Et maintenant..., ajouta-t-elle en levant lentement les yeux vers lui, je pense que j'aurais dû demander une deuxième séance.

Sa candeur laissa Tate sans voix.

Madi tressaillit et secoua la tête, puis elle rit en examinant ses points.

— Brock a fait du bon travail, mais tu garderas probablement une cicatrice. Ce qui ne devrait pas être un problème pour toi. Les femmes aiment ça.

Sauf qu'il ne cherchait pas une femme. Il ne cherchait rien du tout.

D'accord ?

Madi ôta un point.

— Ça pique un peu, prévint-elle. Tu aimes être secouriste ?

Il haussa les épaules. Elle continua à travailler, son regard fixé sur lui. Elle avait de très beaux yeux. D'un brun chaud, pétillants d'humour et d'intelligence.

Sur ces entrefaites, la mère de Madi apparut. Elle fit un signe de la main à Tate, puis referma le rideau. Ils étaient de nouveau seuls.

— Ta mère est chouette, dit Tate.

— Oui.

Elle ôta un autre point et il le sentit à peine. Elle avait raison, elle était bonne.

Il la fixa, avec une fascination qui le surprit. Madi n'était censée être qu'une mignonne infirmière dans une petite ville qu'il oublierait bientôt.

Sauf que pour le moment, il ne l'oubliait pas du tout.

Elle se tourna pour mettre ses instruments dans l'évier.

— Et ta jambe ?

Il fronça les sourcils.

— Quoi, ma jambe ?

Elle le regarda par-dessus son épaule, sans rien dire. Cela le fit sourire.

— Ne te sers pas de ce silence contre moi, dit-elle.

— Quel silence ?

Elle secoua la tête.

— Certains secrets sont toxiques si tu essayes de les garder à l'intérieur. Ils te rongent. Tu n'es pas marié, n'est-ce pas ?

— Non.

— Tu as une petite amie ? Ou un petit ami ?

— Non.

Madi ôta ses gants et les jeta à la poubelle.

— Je m'occupe aussi du dispensaire, déclara-t-elle.

— Il en faut un, dans une si petite ville ?

Tate passa un doigt sur son front.

— On en a un énorme besoin. Le taux de grossesses chez les adolescentes est très élevé et la drogue augmente partout, comme le nombre de gens à la rue. Chaque semaine, on soigne gratuitement ceux qui ne peuvent pas se payer des soins.

Elle paraissait si farouche que le cœur de Tate se serra. Il avait eu cette fougue, autrefois. Il fallait espérer qu'elle ne perdrait jamais sa compassion pour devenir cynique comme lui.

— Qu'est-ce qui t'a fait endosser tout ce travail supplémentaire ?

— Il fallait que quelqu'un le fasse.

— Ah, dit-il. Tu fais partie de ces gens-là.

— Quels gens ?

Il garda le silence. Elle lui jeta un coup d'œil, les paupières plissées.

— Écoute. Si nous passions un accord ? Je répondrai à une de tes questions chaque fois que tu répondras à une des miennes.

Il savait qu'il n'avait pas intérêt à accepter. Elle lui ferait confesser ses fautes en un tournemain.

Comme il ne répondait pas, elle secoua la tête.

— Je me doutais que ce serait trop pour toi.

Ça l'était. Il aurait dû s'en aller, mais il ouvrit la bouche pour demander :

— Tu termines à quelle heure ?

Au regard surpris qu'elle lui lança, il vit qu'il l'avait choquée. Mais il s'était choqué lui-même, après tout.

— À 19 heures. Pourquoi ?

— Je passerai te chercher.

— Pour quoi faire ?

— Pour un rendez-vous.

Elle parut réfléchir une seconde, puis elle dit :

— Tu connais la digue ?

— Bien sûr. Elle n'est pas fermée, à cette époque de l'année ?

— Certaines parties sont ouvertes. Je te retrouverai devant la grande roue.

— D'accord, j'y serai.

9

Alors que Madi entrait dans sa voiture après son service, son téléphone sonna.

— Tate est venu te voir à l'hôpital ? demanda Luna.

Madi ne prit pas la peine de lui demander comment elle le savait. Franchement, elle n'aurait pas été étonnée que cela fasse le gros titre du journal local.

— Oui. Et je vais le retrouver dans un quart d'heure. Un conseil ?

— Sois prudente. Assure-toi que vous êtes sur la même longueur d'onde.

— Je le ferai. Il faut que j'y aille.

Lorsqu'elle arriva à la digue, Madi prit un instant pour inhaler l'air salé de la mer, tandis que le bruit des vagues apaisait ses nerfs. Elle s'était changée avant de quitter le travail et avait enfilé un jean et un joli pull rose qui faisait ressortir les reflets cuivrés de ses cheveux.

En gagnant la grande roue qui était fermée, elle se regarda dans la lunette arrière d'un camion de nourriture. Elle avait l'air excité. La soirée était fraîche et les vagues qui heurtaient les pylônes faisaient légèrement trembler la digue. Elle tremblait aussi, d'anticipation.

Tu ne vas pas coucher de nouveau avec lui. C'était une fois, pas plus. Tu es ici simplement parce que tu es curieuse.

Curieuse, oui. Mais elle avait aussi un problème. Une terrible attirance pour Tate. Pourquoi, elle n'en avait aucune idée. Dans le grenier, le soir de la vente aux enchères, ils s'étaient dit au revoir d'une manière abrupte. Mais tout, avant, avait été... *incroyable*.

Elle s'arrêta juste après la grande roue et ses cheveux se dressèrent sur sa nuque. Elle se tourna et vit Tate qui l'observait, appuyé à la barrière, ses longues jambes croisées aux chevilles. Il avait tout l'air d'un homme qui avait l'habitude de fréquenter ce genre d'endroit.

Ils savaient tous les deux que ce n'était pas vrai.

Et sapristi, ce qu'il était beau ! Une barbe ombrait sa mâchoire et sa bouche ferme et sensuelle affichait un léger sourire. La cicatrice sur son front était brillante et ajoutait encore à son air de mauvais garçon. Il s'était changé aussi, portant un jean foncé et un sweat-shirt noir avec l'insigne Air Force en travers de son large torse. Il paraissait superbement dangereux.

Et il était à elle pour la soirée.

À moi.

Tate Griffin la faisait se sentir beaucoup de choses. Curieuse, agacée, frustrée... et excitée.

Surtout excitée. Elle avait envie de le lécher des pieds à la tête.

Son regard vert et doré ne cillait pas. Madi ne pouvait pas dire à quoi il pensait, mais elle rougit un peu de ses propres idées, carrément obscènes.

Il s'écarta de la barrière et vint vers elle, sa légère boiterie le rendant encore plus sexy et plus mystérieux. Lorsqu'il l'atteignit, il lui prit la main et la tira sur le côté de la digue, hors de vue, entre deux hangars.

— Que... que fais-tu ? demanda Madi.

Au lieu de lui répondre, il la mit sur la pointe des pieds et l'embrassa. Elle glissa les doigts dans ses cheveux. Et quand sa langue toucha la sienne, elle se sentit fondre. Puis, avant qu'elle le réalise, ce fut fini et elle se retrouva sur la plante de ses pieds, chancelante, clignant des paupières pour le voir nettement.

— C'était quoi, au juste ? demanda-t-elle.

Il haussa les épaules.

— Désolé. J'y pensais depuis longtemps. Tu captes toute mon attention.

— Comme tu captes la mienne ?

Son regard s'embrasa.

— Nous pourrions arranger ça.

— Oh ! non, dit Madi en s'écartant. Tu as dit que tu n'étais pas une affaire à long terme. Ni même à court terme.

Il la pressa contre la barrière et l'embrassa de nouveau. Apparemment, la discussion était terminée. Ce qui était aussi bien, car Madi était incapable de former des mots lorsqu'il la touchait ainsi. Sa langue dans sa bouche, ses mains à elle tenant sa tête, leurs corps fondus l'un dans l'autre. Puis sa cuisse musclée se glissa entre les siennes. C'était… *si bon*.

Alors, rassemblant des forces qu'elle ignorait avoir, Madi s'écarta. Un instant Tate ne bougea pas, puis il recula lentement, les paupières lourdes, les lèvres entrouvertes.

— Très bien, dit Madi d'une voix qui tremblait. Essayons quelque chose qui ne mènera pas pour la deuxième fois à un échange sexuel dans un lieu public. Parler, par exemple. Tu étais dans l'armée ?

En dehors de son sweat-shirt, elle avait remarqué comment il se tenait. Calme, ferme, prêt à tout. Stoïque.

— J'y suis toujours. Je suis accro à l'adrénaline, répondit-il en croisant les bras et en s'appuyant de la hanche à la barrière. Maintenant c'est mon tour. Pourquoi moi ?

— Pourquoi toi quoi ?

Elle se tortilla un peu sous son regard scrutateur. Ils étaient tous les deux conscients de ce qu'il demandait et il ne servait à rien de jouer les effarouchées. Il savait déjà que ce qu'ils avaient fait dans le grenier avait été une première pour elle, parce qu'elle le lui avait dit. Mais ce qu'il ne savait pas, ne *pouvait pas* savoir, c'était qu'elle n'avait pu le faire qu'avec lui, parce qu'elle ressentait quelque chose à son égard.

Elle haussa les épaules.

— Comme je l'ai dit, cela faisait longtemps.

— Mais tu ne couches pas avec n'importe qui.

Ce n'était pas une question.

— Non. Je me suis sentie... connectée à toi, avoua-t-elle.

Il secoua lentement la tête, l'air sérieux.

— Il ne faut pas que tu te sentes connectée à moi.

— Je ne peux pas m'en empêcher. Et il y a autre chose.

— Tu t'es servie de moi pour dissiper ta fébrilité, dit-il doucement.

— Oui.

Madi tressaillit, se demandant comment il le savait, mais le fait qu'elle n'avait pas de vie sexuelle n'était pas un secret.

— Je suis désolée.

— Ne le sois pas. Tu peux m'utiliser quand tu veux.

— Mais nous sommes convenus que ce n'était que pour une fois, lui rappela-t-elle, la gorge sèche.

Elle déglutit.

— Je crois que j'ai besoin de boire.

Tate sourit. Ils marchèrent vers la galerie marchande, un peu plus loin. Il l'observait, le regard sombre et brûlant, et elle sentit un picotement la gagner tout entière.

— Revenons à notre jeu des questions, dit-elle pour se distraire. Vas-tu retourner dans l'armée de l'air, quand ton congé sera terminé ?

— Oui.

Il garda les yeux rivés sur ses lèvres. Elle jouait avec le feu et elle le savait.

— Tu sais, cette façade d'homme mystérieux n'est pas aussi plaisante que tu pourrais le penser.

— Je n'essaye pas d'être plaisant.

Il sourit et parut prendre une décision.

— Tu sais déjà tout ce qu'il y a à savoir sur moi, Madi. Je suis dans l'armée. J'aime les sensations fortes. Je suis en congé. Après, j'y retournerai. La vie dans une petite ville n'est vraiment pas faite pour moi.

— Je doute que ce soit tout, dit-elle en lui lançant un regard sceptique. Comment t'es-tu blessé à la jambe ?

— Un accident.

Il n'avait pas hésité à répondre, mais Madi perçut sa réticence à en parler davantage.

— Pardon.

Elle ne voulait pas le forcer, sachant exactement ce que c'était de ne pas vouloir évoquer quelque chose de pénible, mais elle souhaitait qu'il en dise un peu plus sur lui. Elle était curieuse, voilà tout.

— Qu'est-ce qui t'a amené à Wyckford ?

— Mark Bates m'en a parlé. Il pensait que ce serait un bon endroit pour me détendre et récupérer.

— Et ça l'est ? demanda-t-elle doucement.

— Par moments, oui.

Madi combattit l'envie ridicule de l'étreindre. Ils ne se connaissaient pas bien, et elle n'était pas sûre que ce geste ferait plaisir à Tate, en cet instant.

— Je suppose que ta jambe te fait encore souffrir. Tu prends quelque chose, pour ça ?

— Non.

Il posa une main au creux de son dos et la guida dans la galerie marchande. La conversation était terminée, apparemment. Tate donna de l'argent à l'homme qui tenait le stand de tir. Puis il prit un fusil, visa et tira, faisant tomber toute la rangée de canards.

— C'est de la frime, dit-elle.

Elle essaya à son tour, mais elle ne toucha rien. Elle soupira.

— Pathétique, dit-elle. Reprends le fusil.

Tate paya de nouveau, puis se plaça derrière elle, corrigeant sa position, glissant un pied entre les siens pour qu'elle écarte un peu les jambes. Il affermit ses bras en les tenant, l'enveloppant de son corps. Si elle tournait la tête, se dit-elle, elle pourrait embrasser son biceps. Et elle fut choquée de voir combien elle en avait envie.

Elle était prête à parier qu'il aurait meilleur goût que n'importe quelle boisson qu'elle pourrait commander.

Il s'immobilisa, puis relâcha son souffle, le côté de son visage frôlant la mâchoire de Madi.

— Je sais à quoi tu penses, dit-il.

Elle espéra que non. Il se pressa plus fermement contre elle et là… oui, constata-t-elle, il le savait manifestement. Elle rougit et sa gorge se serra.

— Tire sur les canards, Madi.

En se laissant guider par lui, elle en toucha un et son esprit de compétition intervint.

— Encore, exigea-t-elle.

Avec un grand sourire, Tate remit de l'argent sur le comptoir.

— Montre-moi de quoi tu es capable.

Il recula, cette fois, la laissant faire seule. Elle toucha un canard sur toute la rangée. C'était vexant.

— Comment fais-tu pour que ça paraisse si facile ?

— La pratique. Et tu dois travailler ta concentration.

Elle était concentrée, mais pas sur les bonnes choses. Comme sur ses bras passés autour d'elle, ou son corps dur pressé contre son dos. Elle se sentit troublée, beaucoup trop à son goût.

— Je me moque peut-être de pouvoir tirer sur un canard.

— Alors ne le fais pas.

Il paya encore quelques dollars et anéantit une autre rangée de canards. Le patron parut impressionné en tendant à Tate un énorme ours en peluche.

— Merci, dit Madi quand Tate le lui offrit.

Elle serra l'ours contre elle. Ce geste lui donna de nouveau des picotements, ce qui était ridicule. Visiblement, Tate ne voulait pas être un héros à ses yeux.

Ils allèrent ensuite au stand des pistolets à eau, et Tate battit Madi trois fois de suite. Apparemment, il ne se souciait pas de ménager son ego. Il gagna un chien en peluche, puis rit aux éclats en la voyant porter les deux jouets tout en s'efforçant de ne rentrer dans personne.

C'était ridicule. *Elle* était ridicule. Elle n'allait sûrement pas tomber amoureuse d'un homme parce qu'il avait gagné au tir et lui avait offert des trophées dont elle n'avait pas besoin.

Tu n'es pas censée tomber amoureuse de lui tout court.

Puis ils jouèrent aux petites voitures, faisant la course l'un contre l'autre. Alors qu'elle était sur le point de perdre, Madi frôla le bras de Tate de sa poitrine, pour voir.

— Tu ne joues pas fair-play, dit-il d'une voix sourde, à la fois rauque et amusée.

Il lui mordilla le lobe de l'oreille, puis passa la langue dessus. Les genoux de Madi flanchèrent et son pied glissa sur l'accélérateur. Sa voiture rentra dans le mur pendant que Tate franchissait la ligne d'arrivée.

— Tricheur ! lança-t-elle. Tu ne peux pas...

Il l'embrassa jusqu'à lui faire oublier ce qu'elle voulait dire. Lorsqu'il s'écarta, finalement, elle s'appuya contre la banquette, les jambes en coton.

— C'est toi qui as commencé, dit-il.

Il l'embrassa encore, puis lui prit la main et la conduisit jusqu'au snack-bar. Ils s'assirent pour dîner avec les deux gros animaux en peluche.

— Tu fais de la kiné pour ta jambe, non ? demanda Madi, toujours curieuse. Avec Luna, à l'hôpital ?

— Oui.

Tate avala une bouchée de son hot-dog.

— Mais je fais aussi de l'exercice par moi-même. Je nage avec Mark presque tous les jours.

Il changea de sujet.

— Qui t'a donné le collier que tu portes tout le temps ?

L'appétit de Madi disparut d'un coup. Elle mit son assiette de côté et fixa la table.

— Karrie. Ma sœur. Elle est morte quand j'avais seize ans.

Malgré les années, c'était toujours difficile à dire.

— Je suis désolé.

De la sollicitude brilla dans les yeux de Tate. Il lui prit la main.

— Comment est-ce arrivé ?

— Une overdose.

Il lui pressa les doigts, et elle relâcha son souffle.

— Tu as déjà perdu quelqu'un ? demanda-t-elle.

Il ne répondit pas tout de suite. Levant les yeux vers lui, elle vit qu'il examinait un plan de Wyckford accroché au mur.

— Lors de la dernière mission que j'ai conduite, il y a eu une explosion. J'ai perdu tous les membres de mon équipe, et les gens que nous devions sauver.

Il croisa enfin le regard de Madi.

— C'était il y a quatre ans. Je vis tous les jours avec ça.

— Je suis désolée, fit-elle, la gorge serrée.

— La météo était affreuse, ce soir-là. Mais ça n'aurait pas dû arriver. C'est ma faute.

Elle fronça les sourcils.

— Je suis sûre que ce n'est pas vrai.

Il ne répondit pas, fixant toujours le plan. Lorsqu'il se tourna vers elle, elle vit son expression fermée. Il se passa une main sur le visage.

— Écoute. Je suis à peu près le plus mauvais choix que tu puisses faire pour… ce qu'il y a entre nous, quoi que ce soit. Tu sais que je partirai bientôt. Wyckford est trop tranquille pour moi.

Oui. Mais pour une raison quelconque, elle avait confiance en lui. Elle avait eu confiance en lui le soir de la vente aux enchères, et elle se fiait à lui maintenant. Elle choisit de parler de sujets moins délicats.

— Tu aimes effectuer des sauvetages avec l'hélicoptère ?

— C'est ce que je sais faire.

Il la regarda dans les yeux.

— Les gens ont toujours besoin d'aide. Quand je retournerai dans l'armée de l'air, je suis sûr que ce sera pareil.

« Quand je retournerai... »

Le cœur de Madi se serra. Ce qui était idiot, car ce n'était pas comme s'ils avaient une relation à long terme ou autre chose qui comptait. Ils avaient juste eu un échange sexuel, une fois. Mais savoir qu'il ne resterait pas éternellement à Wyckford lui fit l'effet d'une douche froide. Et lui rappela que ce qu'il y avait entre eux n'était qu'un interlude.

Sa déception était indéniable et outrageusement douloureuse. Elle avait vraiment cru qu'elle pourrait vivre ce qu'il y avait entre eux d'une manière décontractée, mais apparemment ce n'était pas le cas. Elle n'était pas faite pour les aventures sans lendemain. Avec un soupir, elle se leva. Tate l'imita, alla mettre leurs déchets à la poubelle et revint près d'elle.

— Je ne suis pas capable de faire ça, murmura-t-elle.

Il hocha la tête.

— Je sais.

— J'en ai envie, mais...

— C'est bon.

Tate posa un baiser sur sa tempe. Puis il s'en alla, lui prouvant pour la deuxième fois qu'il était bien l'homme qu'il ne lui fallait pas.

10

Deux jours plus tard, Madi vint assister au conseil municipal pour la présentation du budget qui avait lieu dans la grande salle de conférences de l'hôpital. La pièce était pleine. Personne à Wyckford ne manquait quoi que ce soit.

Les paumes moites et le cœur battant, elle se rongea les ongles pendant que différents sujets concernant la municipalité étaient débattus. Puis le budget du dispensaire fut abordé. Bud Lofton en rappela les éléments essentiels, avant de demander l'opinion des personnes présentes. M. Martin se rua sur le micro.

— Je suis contre cette idée et l'ai toujours été. Cela nous coûte de l'argent, à nous les contribuables qui travaillons dur.

— En fait, dit Bud, le dispensaire fonctionne surtout avec des donations, l'argent récolté dans la vente aux enchères et autres événements annuels. Comme le concours de citrouilles, la semaine prochaine.

Il sourit à Madi.

— L'infirmière Scott nous a tous embrigadés, alors je compte sur vous pour venir nous soutenir.

Les gens applaudirent et Madi se détendit un peu. Il y aurait du monde au concours.

M. Martin tapa sur le micro.

— Je n'ai pas fini ! Le dispensaire amène trop de personnes *indésirables* dans notre ville. Des drogués. Des délinquants.

Il fusilla Madi du regard.

— Il faut penser à ça, ajouta-t-il avant de regagner sa chaise.

Ensuite intervint Sarah Gordon, la secrétaire de mairie.

— Je suis également contre le dispensaire, mais pas pour les mêmes raisons que M. Martin. Je pense que nous ne devrions pas prendre sur les ressources limitées de l'hôpital pour financer ce qui manque au dispensaire. Et quand je vois les besoins de notre bibliothèque et de nos écoles, j'estime qu'il faut regarder de très près si ces fonds sont alloués de la meilleure façon possible. Je suis désolée, Madi, mais c'est vrai.

Des personnes dans la salle donnèrent leur agrément, et la panique de Madi grimpa en flèche. Elle ne pouvait pas perdre le dispensaire. Elle avait travaillé si dur pour le mettre sur pied. Il aidait tant de gens qui en avaient besoin. Des gens comme Karrie...

Puis Lucille Munson, vêtue d'un ensemble rose vif, s'approcha du micro qui était trop haut pour elle. Cela ne l'arrêta pas.

— Le dispensaire remplit une fonction spécifique et nécessaire dans notre commune. Parce que si je pensais avoir une maladie vénérienne, je saurais où aller.

Le public éclata de rire.

— Le dispensaire est entre les meilleures mains possibles avec Madison Scott, poursuivit-elle. C'est une merveilleuse infirmière. Et si elle ne peut pas contrôler la racaille qui vient au dispensaire, son nouveau petit ami le peut certainement.

Madi s'était tellement tassée sur sa chaise qu'elle pouvait à peine y voir. Un grand homme aux larges épaules prit le micro.

Tate.

Il parla d'une voix claire et posée.

— Le dispensaire améliore la qualité de vie pour des personnes qui seraient sans assistance, sinon.

Un murmure passa dans le public.

— Il y a d'autres endroits pour obtenir ce genre d'aide, dit un opposant.

— Oui, renchérit quelqu'un d'autre. Les gens d'ici n'ont pas besoin du dispensaire.

— C'est faux, trancha Tate. À chacune de mes sorties en hélicoptère ou de mes autres missions comme secouriste, je rencontre des habitants de Wyckford qui ont besoin du genre de services que fournit le dispensaire. Des anciens combattants, par exemple.

Personne ne souffla mot.

— Il y a des gens dans votre entourage qui ont besoin d'aide pour se sevrer, reprit Tate. Des gens qui ne savent pas où aller quand ils sont victimes de violences, des adolescentes qui ne peuvent pas bénéficier d'une éducation sexuelle ou être informées sur le contrôle des naissances. Ces problèmes augmentent et le dispensaire est un atout sans prix pour tout le comté.

Il fit une pause. On aurait pu entendre tomber une épingle.

— Et Lucille a raison. Vous ne pourriez pas trouver une meilleure personne que Madison Scott pour le gérer. Chacun de vous devrait essayer de contribuer. Je soutiens ce budget et je vais même donner de l'argent pour mettre sur pied un programme destiné aux anciens combattants, qui ont besoin d'aide pour trouver du travail ou se réinsérer dans la société.

Madi en resta bouche bée. Tate se tourna vers elle et croisa son regard, puis il regagna sa place. Il l'avait défendue devant toute la ville. Ce geste la toucha beaucoup.

La réunion se termina peu de temps après, et les gens assaillirent Madi de questions. Elle ne se libéra qu'au bout d'une heure. En s'en allant, elle chercha Tate, mais il était parti depuis longtemps.

Ce soir-là, une autre tempête éclata sur Buzzards Bay. Après être rentré chez lui, Tate avait travaillé sur la Chevelle. Puis il décida d'aller en ville pour se vider la tête d'une certaine infirmière trop sexy.

Il avait appris à mettre ses émotions de côté quand il avait rejoint l'Air Force, longtemps avant de rencontrer Madison Scott. Mais rien n'aurait pu le préparer à ce qu'elle était.

Elle formait une équipe de démolition à elle seule pour ce qui était des murs qui défendaient son cœur. Elle détruisait toutes ses défenses. Quelques semaines plus tôt seulement, personne n'aurait pu le convaincre qu'une femme aurait le pouvoir de le mettre à genoux d'un regard.

Et pourtant elle l'avait fait.

Il atterrit de nouveau au café, et cette fois sans qu'un arbre lui tombe sur la tête. Luna était là aussi, qui regardait un concours de chansons à la télévision. Elle apporta un pot de café à Tate. Ce soir-là, elle était pâle et son sourire faible.

— Qu'est-ce que je peux vous servir ?

— Qu'est-ce que vous avez comme tartes ?

Elle les lui énuméra, puis revint deux minutes plus tard avec une énorme portion de tarte aux pommes.

— Régalez-vous. La meilleure du monde, croyez-moi.

Une bouchée prouva à Tate que c'était vrai. Il s'arrêta de manger en remarquant le linge teinté de sang qui entourait la main gauche de Luna.

— Ça va ? demanda-t-il.

— Oui.

— Avez-vous besoin de voir un docteur ?

— Non. Je me suis blessée bêtement avec un couteau.

Quand il eut fini de manger, Tate alla porter son assiette à la cuisine. Il s'approcha de Luna, défit le linge taché et regarda la coupure.

— Vous avez besoin de points. Il faut aller aux urgences.

— Non.

— Vous avez une trousse de premiers secours ?

— Oui.

— Allez la chercher.

Hélas, la trousse ne contenait que quelques sparadraps et une pince. Tate partit chercher son sac médical dans sa voiture, puis revint pour panser la blessure de Luna. Il avait des bandes stériles, mais la plaie était trop profonde pour ça.

— Asseyez-vous, lui dit-il.

— Le café est encore ouvert. Des clients peuvent entrer.

— Ils attendront.

Tate désinfecta la blessure. Luna inspira fort, car cela piquait, puis il couvrit sa main d'un large bandage imperméable.

— Merci.

— Je vous en prie. C'est bon, comme ça ?

Elle serra et desserra le poing.

— C'est beaucoup mieux. Merci.

Elle le regarda ranger ses affaires.

— Madi et vous formez une sacrée bonne équipe.

Avant que Tate puisse répondre, Mark Bates entra dans la cuisine. Il plissa les paupières en voyant le linge ensanglanté.

— Qu'est-il arrivé ?

— Rien, répondit Luna qui lui tourna le dos.

Mark regarda Tate.

— Qu'est-ce qu'elle s'est fait ?

— Elle ne veut pas en parler.

— Un couteau, lança Luna par-dessus son épaule. Un accident. Pas de quoi faire une histoire. Allez-vous-en.

Il y avait une tension certaine entre elle et son ami. D'ordinaire Mark était affable, mais là il se montrait plein de raideur. Puis Luna souffla et ouvrit la porte, leur faisant signe de sortir. Mark attendit un instant, avant de s'en aller en marmonnant. Tate le suivit, se disant que ce n'étaient pas ses affaires.

Il pensa à Madi. Elle avait envie de lui. Il la désirait aussi, plus qu'il n'aurait jamais pu l'imaginer. En cet instant, s'il avait été avec elle, il aurait pu être enfoui profondément en elle.

Il sortit sur le parking derrière Mark, silencieux et renfermé.

11

Le samedi, le dispensaire ouvrit comme d'habitude. Le budget était passé, de justesse, et Madi savait qu'elle devait en remercier Tate. Si les choses continuaient ainsi, ils auraient peut-être assez d'argent pour ouvrir cinq jours par semaine. Sans compter les consultations gratuites du samedi.

Ils reçurent des patients sans arrêt, toute la journée. Puis Madi ferma le dispensaire et alla rejoindre sa voiture. Le tonnerre grondait dans le lointain. La nuit était tombée, et la petite rue dans laquelle elle était garée n'était pas aussi bien éclairée qu'elle l'aurait souhaité. Elle s'installa derrière le volant comme il commençait à pleuvoir et mit la clé dans le contact. Elle la tourna, mais rien ne se produisit. Elle essaya encore, toujours rien. La batterie était vide, probablement. Elle regarda dehors et soupira. Elle était beaucoup trop fatiguée pour rentrer à pied sous ce déluge. Alors elle prit son téléphone et appela son frère.

— Oui, répondit Jack Junior. Tu tombes mal.

— J'ai besoin de toi pour recharger ma batterie. Tu me dois une faveur, Jack. Je t'ai laissé emprunter ma voiture avec tes amis, tu te souviens ? Ce qui se passe là est peut-être ta faute.

— Non. Le parebrise, d'accord, mais pas la batterie.

Madi remarqua un petit éclat du côté du passager et sentit tressauter sa paupière.

— Allez, s'il te plaît ! J'ai vraiment besoin de ton aide.

— Reste en ligne.

Jack couvrit le téléphone et murmura quelque chose à quelqu'un. Il y eut un rire étouffé, d'une femme, puis il revint.

— Madi, je ne suis pas libre. Je suis avec Allie.

Et il raccrocha.

Serrant les dents, Madi le rappela. Il ne décrocha pas.

— Bon sang.

Elle consulta sa liste de contacts. Sa mère, c'était hors de question. Ellen n'avait pas de pinces crocodiles et n'aurait pas su s'en servir, de toute façon. Elle, elle laissait tout tomber pour aider les autres, mais personne ne le lui rendait, se dit-elle. Cette pensée déprimante ne changeait pas le fait qu'elle était bloquée sur un parking sombre, mouillée et transie. Elle passa de nouveau ses contacts en revue et s'arrêta sur un nom.

Tate Griffin.

Elle avait eu son numéro dans son dossier quand elle avait tapé ses notes sur l'enlèvement de ses points de suture. Mais elle ne devrait pas l'appeler. D'abord, ils avaient eu une histoire d'un soir. Ensuite, il lui plaisait. Et troisièmement, elle s'était mise à fantasmer sur le fait de recoucher avec lui.

Autant de raisons pour ne pas l'appeler.

Mais il s'y connaissait en voitures... Avec un soupir, elle composa son numéro et retint son souffle. Il répondit à la quatrième sonnerie.

— Griffin.

— C'est Madi.

Il parut mettre un moment à absorber cette information.

— Je suis au dispensaire et ma voiture ne démarre pas, continua-t-elle. Je suis la dernière ici et j'ai essayé d'appeler mon frère, mais il n'est pas disponible et...

— Verrouille tes portières. J'arrive.

Madi remit son portable dans sa poche et appuya la tête sur le volant. Elle était épuisée. Elle aurait bien besoin d'un massage des pieds. Et de tout le corps, réflexion faite. Toni lui en avait offert un pour son anniversaire, l'année précédente. L'expérience avait été fantastique, mais à présent elle se demandait ce que ce serait si *Tate* la massait…

Elle s'imagina avec lui sur une plage déserte, au crépuscule. Lui vêtu d'un maillot taille basse et elle d'un bikini. Il aurait ses grandes mains sur elle. Elle lui sourirait tandis qu'il la retournerait pour la mettre à plat ventre sur sa serviette. Ses lèvres effleureraient son épaule…

Toc, toc, toc.

Madi sursauta et se cogna la tête au pare-soleil. Tate attendit qu'elle baisse sa vitre, le visage échauffé.

— Bonsoir, dit-elle. J'étais juste en train…

De rêver à du sexe sur la plage, avec toi.

— De dormir ? suggéra-t-il, un sourcil levé.

Elle hocha la tête et détourna les yeux.

— Je suppose que je suis fatiguée.

— Tu es toute rouge. Tu ne vas pas tomber malade ?

— Non. Je vais bien.

— Ouvre-moi le capot et je m'y mettrai.

Il retourna à l'avant de la voiture, ne semblant pas se soucier d'être trempé par la pluie.

Madi fut heureuse de rester seule une seconde pour se ressaisir. Mais très vite Tate fut de retour à sa fenêtre.

— Essaye de redémarrer, dit-il. Il te faudra un alternateur neuf, tôt ou tard.

Elle ne savait pas ce que c'était.

— C'est cher ?

— La pièce n'est pas chère, c'est la main-d'œuvre qui te coûtera le plus. Pourtant, c'est assez facile à remplacer.

Il s'essuya les mains sur un chiffon, puis il leva une baguette métallique.

— Tu as besoin d'huile, aussi.

Il disparut de nouveau derrière le capot.

— Quand est-ce que quelqu'un a regardé ce pauvre bébé pour la dernière fois ? demanda-t-il.

— Euh...

Il se mit à trafiquer le moteur, tout en marmonnant :

— C'est un manque de respect pour ce véhicule. Même si c'est un tas de ferraille.

— Qui t'a appris tout ce que tu sais sur les voitures ? demanda Madi, espérant en savoir plus sur lui.

— Mon père. Quand il ne volait pas pour l'armée de l'air. Et ma mère était secrétaire au Pentagone.

Elle sourit.

— Un rejeton de militaires, pur et dur.

— C'est tout ce que j'ai connu.

— C'est pour ça que tu veux mettre sur pied un programme pour les anciens combattants, au dispensaire ?

Son chèque était arrivé. Madi avait déjà pris contact avec un bon psychologue, quelqu'un qui pourrait aider des gens comme M. Ryan, quelqu'un que Tate soutenait.

— Oui.

— Où sont tes parents, maintenant ?

— Décédés. Mon père est mort pendant l'opération Tempête du désert. Ma mère d'une pneumonie.

— Oh.

Le sourire de Madi pâlit.

— Tu as des frères et sœurs ?

— Non. Il n'y a plus que moi, maintenant.

Tate se redressa et ferma le capot.

— Tout le reste semble aller, mais je vais te suivre jusque chez toi, au cas où quelque chose clocherait encore.

— Tu recommences à te comporter en héros, dit-elle doucement, en pensant qu'il était seul au monde.

— Ne t'y trompe pas, répondit-il en rejoignant la Chevelle. Je ne suis le héros de personne.

12

Le dimanche, Madi observa avec satisfaction les habitants de Wyckford qui faisaient la queue dans le gymnase du lycée pour le concours de citrouilles.

Ils prenaient vingt-cinq dollars par personne, et cela comprenait l'entrée, votre citrouille, un couteau et un T-shirt. Le prix était élevé, mais les gens payaient pour le plaisir de voir des personnalités de la ville couvertes de pulpe de citrouille.

Madi avait pris une citrouille moyenne pour elle, et elle se tenait maintenant derrière la table avec Mark Bates, Brock Turner et Judith. Ils portaient tous un jean et un T-shirt « Concours de citrouilles » dont le logo avait été conçu par Luna. Mark avait apporté ses écouteurs et il sautillait sur sa musique en dessinant un visage sur sa citrouille avec un marqueur noir.

Luna vint rejoindre Madi, une grosse citrouille sous le bras et son couteau à la main.

— Comment ça se passe ?

— Très bien, répondit Madi en jetant un coup d'œil à Mark. Va voir ce qu'il dessine.

Mais Luna tourna la tête vers la porte.

— C'est peut-être toi qui devrais voir ce que ton nouveau petit ami prépare.

— Quoi ?

Madi fronça les sourcils et vit Tate qui entrait, beau comme toujours avec sa barbe sombre et sa fière allure.

Tate s'était réveillé avant l'aube. Il était allé nager avec Mark, puis il avait couru sur la plage. En revenant en ville, il avait vu une affiche pour le concours de citrouilles au profit du dispensaire et avait décidé d'aller y faire un tour. Voir Madi en jean et T-shirt orange moulant en valait la peine, constata-t-il.

Attiré comme par un aimant, il fit la queue et s'enregistra. Alors qu'il prenait son T-shirt et son couteau, quelque chose lâcha tout au fond de lui. Il n'aurait pas su dire ce que c'était.

Madi avait ramassé ses cheveux sur sa tête pour le concours, mais son chignon ne tenait pas. Des mèches s'en étaient échappées et bouclaient sur ses tempes, ses joues et sa nuque. Il savait combien sa peau était douce, là. S'il posait sa bouche sur cet endroit sensible, elle ferait un petit bruit qui lui irait droit au cœur. Il était fou de désir pour une femme qu'il n'avait pas à vouloir.

Mais cela ne semblait pas le dissuader le moins du monde.

— Hé ! lança Madi tandis qu'il prenait une citrouille et se dirigeait vers sa table. Merci d'être venu.

Il lui décocha un sourire lent et suggestif. Elle rougit violemment.

— Tu ferais mieux de te changer, le prévint-elle. Si tu ne veux pas tacher tes habits avec de la chair de citrouille.

Il rit, posa sa citrouille et ôta son sweat-shirt, appréciant de la voir se troubler. Lorsqu'il eut enfilé son T-shirt, il se rendit au bout de la longue table pour trouver une place libre. Il n'avait pas beaucoup d'expérience en sculpture de citrouilles, mais il fit du mieux qu'il put et quand le coup de sifflet final retentit, il était assez content de sa création. C'était un mélange de Freddy Krueger et de Kermit la grenouille. Absolument terrifiant.

Après s'être nettoyé avec des lingettes et une serviette, il fit le tour des tables pour voir les autres citrouilles, se dirigeant peu à peu vers l'endroit où Madi discutait avec quelqu'un. Derrière elle se trouvait une grande bassine en plastique pleine de pulpe de citrouille. Tate lui tapa sur l'épaule et elle pivota vivement. Trop vivement.

— Oh ! s'exclama-t-elle en bondissant en arrière.

— Attention !

Tate tendit la main pour l'attraper, mais il était trop tard. Elle trébucha sur la bassine – et tomba assise dedans en poussant un cri de surprise.

— Oh ! mon Dieu, fit-elle. Au secours !

— Ça va ? demanda Tate en la relevant.

Elle recula, les mains sur son postérieur couvert de pulpe gluante.

— Pas de souci. Je suis bien rembourrée.

— Tu es sûre ? demanda Brock qui s'était approché et regardait son pied en fronçant les sourcils. Tu n'as pas blessé la cheville que tu t'es cassée l'an dernier ?

— Non, répondit Madi en riant un peu, visiblement embarrassée. Mais s'il te plaît, dis-moi que personne ne m'a prise en photo.

Quelqu'un à l'autre bout de la salle cria :

— Souriez...

Brock marmonna un juron, ce qui fit rire Madi.

— Qu'est-ce qu'une petite humiliation pour une bonne cause ? dit-elle.

Tout le monde se remit au travail.

Tate attendit que l'on désigne le gagnant – qui n'était pas lui – pour s'en aller. Il aurait voulu dire au revoir à Madi, mais elle discutait avec les juges. Il se dirigea vers la sortie, quand quelque chose le fit se retourner vers elle. De l'autre bout du gymnase, elle l'observait, lui décochant un long regard pensif.

Après l'accident, Tate avait tenté de vivre sans regret. Mais cette fois, lorsqu'il quitterait Wyckford, il regretterait de laisser Madi Scott derrière lui.

Ce soir-là, Madi retrouva ses amies sur leur banquette habituelle au Buzzy Bird. Fourchettes à la main, elles s'attaquaient à un gâteau au chocolat exquis.

Cassie se lécha les lèvres.

— Figurez-vous qu'Arthur Schmidt, de la quincaillerie, m'a demandé de sortir avec lui, l'autre jour.

Madi et Luna éclatèrent de rire.

— Heureusement que tu es fiancée à Brock, hein ? fit Madi avec un clin d'œil.

— Oui.

Cassie prit une autre bouchée du gâteau.

— Comment va le dessin, Luna ?

Luna haussa les épaules.

— Entre l'hôpital et le café, je n'ai pas beaucoup de temps à y consacrer.

Puis elle regarda Madi et changea de sujet.

— Tu veux parler d'aujourd'hui ?

Madi fronça les sourcils.

— Pour dire quoi ?

— Je ne sais pas... Comment tu t'es extasiée devant Tate Griffin au concours de citrouilles, par exemple.

— Je ne me suis pas extasiée.

— Taratata.

Madi soupira et posa sa fourchette en haussant les épaules.

— Il me plaît.

— Et pourquoi ce serait une mauvaise chose ? demanda Cassie, le front plissé. Vous êtes tous les deux célibataires, non ?

— Oui, mais il n'est pas exactement le type d'homme à rester pour toujours. Il a été clair sur ce point.

Tate alla nager au clair de lune, ce soir-là. Ensuite, il courut de nouveau sur la plage. Lorsqu'il eut fini de torturer son corps et que tous ses muscles tremblèrent d'épuisement, il rentra chez lui et se doucha, puis il se mit au lit, espérant être trop fatigué pour faire des cauchemars.

Au début, tout alla bien. Il rêva de missions réussies. Mais très vite il se retrouva en enfer.

Il avait été éjecté de l'hélicoptère en feu par la force de l'explosion. Tout était devenu noir. Lorsqu'il avait rouvert les yeux, ses oreilles tintaient tellement qu'il n'entendait plus rien. Une horreur silencieuse, tandis qu'il était entouré de flammes. Il avait nagé de toutes ses forces, essayant d'atteindre l'épave. En chemin, il avait trouvé Kelly qui était déjà morte. Même chose pour Tommy, Brad et Trevor, leur pilote.

Trempé de sueur, il se réveilla dans son lit, loin de l'océan noir et agité. Il inspira profondément et passa ses doigts dans ses cheveux humides. Un coup d'œil à son réveil lui indiqua qu'il était 3 heures du matin. Son prochain service ne commençait pas avant l'après-midi, mais il se leva quand même, enfila son jean et mit dans sa poche son téléphone et le flacon vide de Vicodin.

Ce n'était pas encore l'aube, mais il était trop agité pour rester tranquille. Il prit la pièce qui l'intéressait sur une étagère de son garage, puis démarra la Chevelle et se rendit en ville. Chez Madi, un ranch repeint de frais dans un quartier ancien. Sa voiture pourrie était dans l'allée. C'était la raison pour laquelle il était là.

Ou c'était l'excuse qu'il se donnait.

Il lui fallut six minutes pour remplacer l'alternateur par celui qu'il avait apporté.

Peut-être devrait-il prendre plus de missions avec l'hélicoptère ou l'ambulance, afin de se tenir occupé et de se sentir utile, se dit-il. Mais il n'y avait pas énormément d'urgences dans une petite ville comme Wyckford. Il rangea ses outils et s'apprêtait à se mettre au volant de la Chevelle, quand il entendit s'ouvrir la porte du garage.

Madi se découpait sur l'intérieur éclairé, ses longs cheveux bruns tout décoiffés autour de son visage et de ses épaules, ses pieds nus sortant de sous son peignoir.

— Tate ? Que fais-tu ici ?

Honnêtement, il n'en savait pas plus qu'elle.

Mais alors il sortit de sa voiture et marcha vers elle.

— Tate ?

Elle le regarda en fronçant les sourcils, visiblement perplexe. Comme lui.

Il ne répondit pas. Attendant de voir si elle allait lui dire qu'il était fou ou lui faire comprendre qu'il n'était pas le bienvenu. Dans ce cas, il partirait.

Partir, il savait le faire.

Mais à la place, Madi le surprit en s'avançant jusqu'à lui. Sa main trembla légèrement lorsqu'elle la tendit vers lui, et alors il se sentit utile. Très utile.

À l'arrière de son esprit, il s'était dit que si Madi n'avait pas provoqué les choses entre eux, le soir de la vente aux enchères, il n'aurait jamais couché avec elle. Mais au fond il savait que ce n'était pas vrai.

Elle était comme une drogue. Du genre le plus addictif. Il brûlait de l'avoir comme cela ne lui était jamais arrivé auparavant. Et il était sûr qu'elle ressentait la même chose pour lui. Il ne savait que faire de ça ou de ses émotions, qui se mettaient en travers. Son principe, « pas d'attachement », avait complètement déraillé et il se sentait déconcerté, tourneboulé, comme si son monde s'était renversé.

Mais alors ses pensées se figèrent, car les lèvres entrouvertes de Madi, ses joues échauffées et ses yeux langoureux lui indiquaient qu'il l'affectait autant qu'elle l'affectait, lui. Impuissant contre le déferlement de désir qui s'empara de lui, il la saisit et pénétra dans la maison, appuyant sur le bouton qui refermait la porte du garage.

Ils titubèrent jusque dans l'entrée, bouches jointes, et ils rirent quand Madi rentra dans le portemanteau. Puis Tate la pressa contre un petit bureau en merisier. Il la coinça avec son corps, et tout amusement disparut lorsqu'elle émit un gémissement plein de désir.

Il voulait entendre encore ce bruit. Il baissa la tête et embrassa le doux endroit derrière son oreille, puis sema des baisers sur sa mâchoire et le long de son cou. Il s'attarda un long moment au creux de sa gorge, car elle émit de nouveau ce petit son, se cramponnant à ses épaules de ses mains tremblantes.

— J'ai rêvé de toi, dit-elle doucement.

Tate était content, d'autant plus qu'il n'avait pas réalisé jusqu'à cette minute combien il avait besoin de ça, besoin d'elle.

— Raconte-moi.

— Nous étions de retour à la vente aux enchères.

Elle glissa les doigts dans ses cheveux, le faisant frissonner.

— Nous nous frayions un chemin entre les meubles.

— Par où avons-nous commencé ? chuchota-t-il, lui mordillant le lobe de l'oreille.

— Une table.

— Bien.

Il était dur comme de la pierre. Peut-être que garder des distances n'était pas la solution, pensa-t-il. Peut-être qu'en cédant à cette incroyable attirance ils pourraient se guérir l'un de l'autre. Tate la tourna face au petit miroir au-dessus du bureau. Elle regarda son reflet tandis qu'il passait les mains sur ses bras.

L'air crépitait d'électricité. Et de désir. Tant de désir.

— Que portes-tu sous ce peignoir ? demanda-t-il.

Elle se mordit la lèvre.

— Rien.

Son corps était si proche du sien que l'on n'aurait pas pu glisser une feuille de papier entre eux. Tate toucha sa ceinture.

— Tu veux que nous allions plus loin ?

— *Oui.*

Un coup sec et le peignoir s'ouvrit. Elle ne détacha pas son regard affamé de leur reflet, les yeux rivés sur les doigts de Tate qui la dénudaient.

— Madi. Tu es si belle.

Il lui caressa le ventre, puis saisit ses seins dans ses mains, caressant leur pointe de ses pouces, lui arrachant un autre petit cri. Il recommença, et elle gémit.

Il fit glisser le peignoir de ses épaules. Après quoi il lui fit appuyer les mains devant elle, sur le bureau, l'obligeant à se courber. Il les pressa doucement, indiquant qu'il voulait qu'elle reste dans cette position.

— Tate..., prononça-t-elle d'une voix étouffée, en demeurant ainsi avec une docilité qui faillit causer la perte de Tate, d'autant qu'elle était combinée au mouvement sexy de ses seins et au jeu de ses hanches contre lui.

Il reprit ces magnifiques globes dans ses doigts, puis il glissa une main sur son ventre, entre ses jambes. Elle était mouillée, prête pour lui.

Elle s'agrippa à la table, les yeux fermés, la tête en arrière. Alors il glissa un doigt en elle et elle poussa un petit cri inarticulé, en se raidissant.

— Tate..., lâcha-t-elle, le souffle court. S'il te plaît.

Elle trembla lorsqu'il appuya son pouce sur son clitoris en semant des baisers de sa nuque à son épaule. Elle haletait, les bras tendus et le visage empreint de plaisir.

— *Tate.*

Elle passa par-dessus bord, poussant un cri lorsqu'elle vola en éclats, les genoux chancelants. Il l'attrapa, puis il se dévêtit et mit un préservatif avant de la pénétrer. Son corps tremblait encore de son orgasme lorsqu'il se pencha sur elle, pressant son torse contre son dos, effleurant son cou de sa bouche. Il lui laissa un moment, mais quand elle s'agita contre lui, nerveuse, il se mit à bouger, les amenant de nouveau près du bord. Elle répondait à ses assauts, arquant le dos, réclamant davantage.

La faim de Tate augmenta, accompagnée d'un désir terrible de la posséder et de la protéger.

Tu ne peux pas la protéger.

Toutefois, malgré son anxiété, il ne put pas s'arrêter. Il ne put pas non plus détacher les yeux de leur reflet. Il s'était enfoncé trop loin. Puis Madi eut un nouvel orgasme et il la suivit dans la volupté, enfouissant son visage dans ses cheveux, jouissant si fort que ses jambes fléchirent.

Ce n'était pas assez.

C'était trop.

C'était tout.

Il s'assura que ses propres genoux touchaient le sol, et pas ceux de Madi. Puis il la fit pivoter et l'attira à lui. Au bout d'une minute, il s'écarta pour voir son visage. Son sourire désarmé le combla.

— C'était bon ? demanda-t-il.

Elle passa un doigt sur sa lèvre inférieure.

— Tellement mieux que bon.

13

Madi ne savait pas très bien ce qui avait amené Tate chez elle de si bon matin, ni ce qu'il faisait dans son allée. Mais être assise avec lui dans son entrée, toute nue, était une façon délicieuse de commencer la journée.

Elle rougit lorsqu'il se pencha pour l'embrasser. Elle passa une main sur son torse, sur sa hanche, sur le haut de sa cuisse, et sentit un relief anormal. Une cicatrice irrégulière courait le long de sa cuisse gauche, de l'aine au genou, et elle se figea, horrifiée en imaginant ce qu'il avait dû souffrir. Leur position devait être inconfortable pour lui.

— Ça va ? demanda-t-elle.

— Je suis engourdi à partir de la taille.

Elle rit doucement, soulagée de sentir la tension quitter son corps meurtri.

— Cela vient de l'accident, n'est-ce pas ?

— Ce n'était pas un accident. Enfin, si, mais il était évitable.

Madi fronça les sourcils.

— Évitable comment ?

— Si j'avais choisi de ne pas y aller, mon équipe serait vivante, aujourd'hui.

— Mais ne disais-tu pas que ces aviateurs seraient morts, si tu n'étais pas venu ?

— Ils sont morts quand même. J'aurais pu sauver mon équipe.

— Ça a dû être affreux pour toi. Seul au large, blessé.

— Oui. J'avais des côtes et un poignet cassés, une fracture de la clavicule, des blessures internes et ma jambe abîmée. Mais rien de mortel. Contrairement à tous les autres.

La culpabilité du survivant. Je connais.

Souffrant de la douleur physique et émotionnelle qu'il avait endurée, Madi passa légèrement les doigts sur son torse et sentit frémir ses muscles. Conséquence d'un échange sexuel extraordinaire ou de mauvais souvenirs, c'était difficile à dire.

— Ce n'est pas ta faute, Tate, dit-elle doucement. Tu as été forcé de prendre une décision impossible.

Il secoua la tête.

— Madi. Je n'ai *vraiment pas* envie de parler de ça.

— Je sais.

Elle toucha son collier.

— Je n'aime pas parler de ce qui est arrivé à ma sœur Karrie, non plus.

Tate relâcha son souffle et l'attira plus près, enfouissant le visage dans ses cheveux.

— Tu disais qu'elle est morte d'une overdose ?

— Oui. Elle avait dix-huit ans. Et elle était enceinte.

Madi ferma les yeux pour retenir ses larmes.

— Oh ! Madi. Ne me dis pas que tu penses que c'était ta faute ?

— Nous étions sœurs. Je savais qu'elle avait des problèmes. J'aurais dû…

— Non. Tu n'aurais rien pu faire. *Rien.* Tu n'étais toi-même qu'une enfant.

— Comment fais-tu, pour survivre ?

— On continue à avancer. À bouger. À vivre.

Tate s'éveilla un peu plus tard, sur le dos, le plancher lui rentrant dans l'échine, une femme chaude et repue blottie contre lui. Il réussit à se mettre sur ses pieds et souleva Madi dans ses bras. Les premiers rayons de soleil étaient visibles à l'horizon.

— Non, murmura-t-elle. Il est trop tôt pour se lever.

— Chut..., chuchota-t-il contre sa tempe. Dors.

Ensommeillée, elle passa les bras autour de son cou.

— Tate ? Où allons-nous ?

— Au lit.

Il projetait de la coucher et de partir en courant avant de s'endormir avec elle. Le sexe était une chose. Dormir ensemble après était tout autre chose.

Espèce d'idiot, c'est déjà tout autre chose...

Sur le lit, il y avait les deux grosses peluches qu'il avait gagnées pour elle. Un drôle de sentiment le traversa, chaud et agréable. Il la déposa sur le lit et voulut se redresser, mais elle l'attira à elle.

— J'ai froid.

Elle frissonna et se serra contre lui. Tate céda et la prit dans ses bras, ramenant la couverture sur eux. Il la réchaufferait jusqu'à ce qu'elle s'endorme, puis il partirait.

Madi enfouit son visage dans son cou, et posa ses orteils glacés sur son mollet.

— C'est bon.

— Je ne reste pas, dit-il, sans savoir à qui il adressait cet avertissement.

Deux minutes plus tard, la respiration de Madi ralentit. Elle dormait profondément. Et elle était tout emmêlée à lui. Elle lui collait comme une seconde peau. Bercé par sa chaleur, il ferma les yeux et s'endormit à son tour.

À un moment donné, le cauchemar arriva. Par chance, Tate se réveilla avant de se ridiculiser. Il était encore tôt, à en juger par le soleil qui passait à travers les stores. Il se leva et alla dans l'entrée pour prendre son jean. Une main se posa alors sur son bras. Il sursauta et pirouetta, se retrouvant face à Madi.

— Pardon. Je ne voulais pas te faire peur.

Se découpant sur le soleil levant, elle resta à une certaine distance. L'inquiétude émanait d'elle, comme la passion un moment plus tôt.

— Ça va ?

Il aurait pu mentir. Ajouter un petit sourire et un baiser, pour être plus crédible. Mais il ne voulait pas être proche d'elle. Il enfila ses chaussures, prit son portefeuille et ses clés et vit que Madi mettait sa chemise.

— Tate ?

Il ouvrit la porte d'entrée et sortit. Elle le suivit sous le porche, passant les doigts sur son dos nu.

— Tu as fait un cauchemar ?

Il se figea.

— Non. *Oui.*

— La nuit de la tempête, tu as fait un cauchemar. S'est-il reproduit ?

— Non, ce n'est pas ça.

— Alors qu'est-ce qui ne va pas ?

Il se redressa.

— Je dois y aller, Madi.

— Reste. Dors avec moi. Personne ne le saura.

Tate savait qu'elle avait de bonnes intentions. Mais il ne voulait pas de ça. Il allait bien. Tout ce dont il avait besoin, c'était qu'on le laisse tranquille.

— Je ne peux pas.

— Mais...

Il s'avança dans le matin frais, partant avant de ne plus pouvoir le faire.

Madi s'affala sur son lit et fixa le plafond, hantée par l'expression de Tate lorsqu'il était parti. Cette histoire avec lui aurait dû être de l'amusement, une petite aventure sans conséquences. Mais c'était devenu tellement plus. D'ordinaire, elle était bonne pour guérir les gens. Mais Tate... Elle ne pouvait pas le guérir, pas plus qu'elle n'avait pu se guérir elle-même.

Elle se doucha, s'habilla et alla travailler. Quelques heures après, elle fut appelée au bureau des infirmières.

— Qu'y a-t-il ? demanda-t-elle à Camilla assise au bureau.

Du menton, cette dernière lui indiqua l'entrée. Madi découvrit un homme familier appuyé au mur, l'air désinvolte, le corps détendu. Mais elle savait à quoi s'en tenir.

— Je suis en pause, indiqua-t-elle, et elle se dirigea vers Tate.

— Salut.

— Salut, répondit-il, plongeant les yeux dans les siens. Tu as une minute ?

— Bien sûr.

Très consciente des yeux et des oreilles de Camilla dardés sur eux, Madi fit signe à Tate de la suivre dans la salle de repos où ils s'assirent dans un coin. Ils étaient seuls, à part un homme qui passait la serpillière.

Le genou de Tate toucha le sien sous la table. Il portait son uniforme de secouriste aérien ; il allait probablement travailler.

Il était à croquer, pensa-t-elle. Et elle avait peur qu'il soit venu lui dire qu'il partait.

— Tu veux quelque chose ? Un café ? Un thé ?

Moi...

— Non, merci. Écoute, Madi.

Il la fixa, son regard vert et doré indéchiffrable.

— Je voulais m'excuser pour tout à l'heure.

Il lui prit la main.

— Je me suis conduit comme un idiot.

Elle se renfonça dans son fauteuil.

— Je comprends, tu sais.

— Je suis désolé pour Karrie. Mais tu mérites mieux de ma part.

Avant qu'elle puisse répondre, la musique d'ambiance fut remplacée par une voix d'homme autoritaire.

— Code rouge.

Ils se levèrent d'un bond. Le code rouge signifiait qu'il y avait un incendie, et que tout le personnel devait se présenter sans délai. Ce jour-là c'était un exercice, mais Madi ne s'y était pas attendue à ce moment-là. Ça tombait très mal.

— Code rouge, répéta la voix. Tout le personnel doit répondre immédiatement. Je répète, code rouge.

14

Quelques jours plus tard, Tate s'assit sur la planche à roulettes qui lui permettait de se glisser sous la Chevelle et contempla Madi qui se tenait là avec une assiette de cookies. Il espéra qu'ils étaient pour lui.

Il ne pouvait penser à rien d'autre qu'à elle allongée sur le ventre dans son lit, amollie et repue de volupté. Il avait écarté ses cheveux humides de son visage et elle avait souri dans son sommeil. Son cœur s'était serré et il s'était dit, *Seigneur, j'ai des ennuis.*

Il avait été déchiré entre l'envie de la prendre contre lui et celle de battre en retraite. Finalement il n'avait pas eu à choisir : elle s'était réveillée et habillée pour partir. Il l'avait suivie jusque chez elle pour s'assurer qu'elle était bien rentrée, puis il était revenu chez lui et avait souffert du manque d'elle.

Manifestement, il perdait la partie.

Il ignorait complètement ce qu'elle pensait, en cet instant, mais il ne s'était pas attendu à ce qu'elle sourie en le voyant, d'un sourire plein de... soulagement, réalisa-t-il, et de surprise qu'il soit toujours là.

Bienvenue au club, se dit-il. Il était surpris, aussi.

Elle portait son uniforme violet et ses baskets blanches des urgences. Deux stylos sortaient de sa poche ; ils avaient taché le tissu. Elle suivit son regard et soupira.

— Je suis affreuse.

— Non, dit-il. Ce sont des cookies ?

— Oui. Une jeune patiente me les a apportés. J'ai dû me bagarrer avec mes collègues pour te les garder.

Elle s'accroupit à son côté, lui tendant l'assiette. Il mordit dans un biscuit et fit « mmm ».

— As-tu donné dix mille dollars au dispensaire ? demanda-t-elle à brûle-pourpoint.

Il avait espéré qu'elle ne le saurait pas, mais tout se savait à Wyckford. Prenant son temps, Tate mangea un deuxième biscuit et tendit la main pour en attraper un troisième, mais elle écarta l'assiette.

— L'as-tu fait ?

Il la regarda un long moment.

— Quelle réponse me permettra d'avoir le reste des cookies ?

L'air soucieux, elle remit l'assiette à sa portée.

— Tu as déjà fait une donation.

— Ton dispensaire en a besoin, non ?

— Mais ça représente tant d'argent !

— Ne t'inquiète pas. Je peux me le permettre. Je touche une bonne paye de l'Air Force et une pension d'invalidité pour l'accident. Je suis prospère et économe.

Madi souffla et l'embrassa sur la joue, mais il tourna la tête et s'empara de sa bouche. Ils étaient tous les deux hors d'haleine quand ils se séparèrent.

— Merci, murmura-t-elle.

— Je t'en prie.

Elle se releva et alla s'asseoir sur le tabouret de son atelier.

— Je ne veux pas t'empêcher de travailler. Vas-y, je te regarderai.

Il haussa un sourcil, surpris.

— Tu veux que je retourne sous la voiture ?

— Absolument.

Pour lui faire plaisir, il roula sous le châssis. Il entendit Madi se lever et s'approcher du capot ouvert.

— Il y a eu une autre réunion de conseil d'administration de l'hôpital, aujourd'hui. Ils ont approuvé ta nomination comme secouriste volant. Pour une durée indéterminée.

Elle était aussi transparente que du verre. Elle voulait qu'il reste.

— Ah oui ? Grand bien leur fasse.

Elle s'accroupit à côté de lui.

— C'est le poste idéal, pour toi.

Elle posa une main sur sa mauvaise cuisse. Il n'avait pas retrouvé de sensations depuis longtemps, dans sa jambe, mais là il n'avait aucun problème pour sentir quelque chose. Un étrange mélange d'anxiété et d'anticipation le submergea. Il n'aimait pas la tournure que prenait cette affaire.

— Je sais que Brock a donné ton nom. Et j'ai dit à Bud que je votais pour toi aussi.

Tate posa sa clé à molette et ressortit de sous la voiture.

— Pourquoi ?

— Parce que tu es probablement la personne la plus qualifiée que je connaisse. Et si tu voulais avoir des choix...

— Je ne veux pas de choix. Je vais retourner dans l'Air Force.

Madi se figea, le fixant de ces beaux yeux auxquels il n'était jamais capable de résister.

— Tu n'es pas obligé.

Il soutint son regard expressif et sentit ses tripes se nouer. Il avait survécu à bien des choses, mais là, il ne savait pas comment s'y prendre.

— Je ne peux pas rester, Madi. Je suis désolé.

— Pourquoi ? demanda-t-elle, l'air incrédule. Tu ne me l'as jamais expliqué.

Bon sang.

La panique se mit à grésiller dans ses veines. Il avait besoin qu'elle garde ses distances. Sauf que Madison Scott en était incapable quand son cœur était en jeu. C'était à la fois pénible, séduisant et terrifiant.

— Madi, j'ai été franc avec toi dès le début, à propos de moi et du fait que tout ceci est temporaire. Je ne suis pas le bon candidat pour toi ou pour ce poste. Crois-moi.

Elle inspira comme s'il l'avait giflée.

— Alors quoi ? Tu vas continuer à rejoindre l'Air Force après chaque congé pour le restant de tes jours ?

— Peut-être.

Elle le fixa, puis se détourna. Tate se mit debout et la contourna pour voir son visage.

— Allez. Finissons-en.

En soupirant, elle secoua la tête et porta un doigt à sa paupière qui tressautait.

— Sapristi, marmonna-t-elle en levant les yeux vers lui. Tu n'en as pas assez, d'être tout seul ?

— Mais je ne suis pas seul. Pas avec toi dans les parages, en tout cas.

Cela la fit rire.

— Arrête, dit-elle. Ce n'est pas drôle.

Il l'attira à lui.

— Tu n'es plus fâchée contre moi ?

— Non.

— Bon.

Il savait qu'il n'avait aucun droit de la toucher, d'avoir besoin d'elle comme de l'air qu'il respirait, pourtant c'était ce qu'il faisait. Et lorsqu'il l'embrassait, la goûtait, il se rendait compte qu'elle était faite pour lui. Ce qui signifiait qu'il était beaucoup plus toqué d'elle qu'il ne l'avait imaginé.

Mais soudain Madi se dégagea et secoua la tête.

— Tate, arrête. Je ne peux pas. Je ne peux pas faire ça et prétendre que ce n'est pas réel.

— C'est réel.

— Oui, mais pour toi réel signifie du sexe sans engagement. Pour moi, réel, c'est...

Elle frotta sa poitrine comme si elle avait mal, puis ferma les yeux.

— Aucune importance.

Elle fit un pas en arrière, puis un autre.

— Je suis désolée, c'est ma faute. Je n'aurais pas dû...

— Madi.

— Non, c'est bon. Je m'en vais, maintenant.

Tate la regarda monter dans sa voiture, partir, et il sut qu'il était temps qu'il appelle l'armée de l'air. Grand temps.

15

Après une nuit blanche, Madi effectua un long service, puis, avant de rentrer chez elle, elle fit un détour par la maison de M. Martin. Elle trouva le vieil homme irascible affalé sur le plancher au bas d'un escalier. Il avait sans doute fait un malaise vagal. Malgré ses protestations, elle appela une ambulance et ce fut Tate qui arriva. Elle prit les constantes vitales du patient et Tate l'emmena.

Après ça, Madi regagna sa maison. Dans l'entrée, elle vit le petit secrétaire sur lequel Tate et elle avaient fait l'amour et elle soupira. Elle le désirait de toute son âme et de tout son corps.

Elle prit une douche et se changea, puis elle se rendit au Buzzy Bird, ayant besoin sur-le-champ d'une dose de gâteau au chocolat. Lorsqu'elle entra dans le snack-bar, elle fut accueillie par le bruit réconfortant des conversations et des rires. Cassie était là, seule. Madi savait que Brock était de service aux urgences, ce soir-là. Elle se glissa sur la banquette en face de son amie.

— Tu ne manges pas ? demanda-t-elle.

— Non, je mangerai plus tard avec Brock, répondit Cassie en rougissant.

Madi était heureuse pour elle, mais triste pour son propre compte. Elle avait tout gâché, avec Tate.

Luna apparut avec le gâteau et trois fourchettes.

— J'ai eu du mal à vous le garder, dit-elle.

Puis elle regarda Madi.

— Qu'est-ce qui ne va pas ?

— Rien.

— Je suis sûre qu'il y a quelque chose qui cloche.

— Des problèmes au paradis ? demanda Cassie.

Madi posa sa fourchette ; elle n'avait plus faim.

— Non. Tate et moi… C'était juste de l'amusement. Pas plus.

— Vraiment ? fit Cassie. Ce n'est pas l'impression que j'en ai.

Madi soupira et secoua la tête.

— Je n'ai pas envie d'en parler.

— Mais nous, si, dit Luna en souriant.

— C'était juste une passade. Nous étions d'accord là-dessus dès le début. Mais je suis allée trop loin… Je sais que Tate va partir. Je sais que cette histoire n'est que temporaire. Mais chaque fois que lui et moi sommes ensemble, j'ai envie… de plus.

Cassie lui pressa la main. Luna passa un bras autour d'elle.

— Je suis désolée, dit-elle. J'ai essayé de te prévenir.

— Je sais. Et j'ai essayé de suivre tes conseils, mais je n'ai pas pu garder les choses légères. Je crois que je l'aime, et il va partir, et…

Quelqu'un frappa à la porte du café, que Luna avait fermé.

Madi leva les yeux, vit Tate et son cœur se serra.

Leurs regards se soutinrent un long moment, et comme d'habitude elle ressentit un petit frisson d'excitation. Il paraissait toujours hors du commun, en particulier dans son uniforme de secouriste. Mais il avait quelque chose de différent, ce soir-là. Il semblait las et dur.

Elle l'aimait. Et il lui manquait, même s'ils s'étaient vus quelques heures plus tôt. Elle avait envie de chasser ses problèmes d'un baiser. De le prendre dans ses bras.

Cela n'avait pas de sens, puisqu'il allait partir. Il emporterait une grande partie de son cœur, quand il s'en irait, mais c'était comme ça. Madi savait aussi qu'elle voulait tout ce qu'il avait à lui donner, d'ici là. Avec lui, elle se sentait vivante.

Il sourit.

Madi se glissa hors de la banquette.

— Désolée. Je dois y aller.

Elle fit signe à Tate de la suivre. Dehors, les étoiles brillaient. On entendait dans le lointain le bruit des vagues de Buzzards Bay. Ils marchèrent le long de la jetée et arrivèrent au bord de l'eau. Madi s'arrêta et se pencha à la rambarde.

— Je te demande pardon, dit-elle doucement. D'avoir donné ton nom pour le poste sans te demander d'abord. Je n'avais pas le droit.

Comme Tate ne répondait pas, elle scruta son visage dans l'ombre, espérant y voir de la compréhension, du pardon. Elle ne trouva rien de tout ça, et son cœur sombra.

Au bout d'une minute, il s'appuya à la rambarde à côté d'elle.

— Tu m'as dit une fois que tu ne comprenais pas pourquoi j'étais comme ça, parce que je ne te l'avais jamais expliqué. Je vais te le dire, maintenant.

Il prit une grande inspiration.

— Après l'accident, j'étais une épave. Sauver des vies est mon métier, ma raison de vivre. C'est ce qui fait ce que je suis. Mais après ce qui s'était passé, je n'ai plus eu confiance en moi. J'ai passé les quatre dernières années à croire que je ne méritais pas de me sentir bien. À me punir, à essayer de payer pour ce que j'avais fait. Je ne voulais être proche de personne, parce que je suis incapable de protéger les gens auxquels je tiens.

Madi ne pouvait imaginer ce que ce drame avait été pour lui. Ou peut-être que si, se dit-elle.

Elle porta la main à son collier.

— Ma sœur m'a donné ce collier la nuit où elle est morte. Elle m'a dit que grâce à lui nous serions toujours connectées. Cette dernière nuit, elle est venue dans ma chambre, m'a embrassée et m'a dit d'être sage, que cela m'éviterait des ennuis. Puis elle m'a dit qu'elle veillerait sur moi, qu'elle me guiderait, qu'elle s'assurerait que j'irais bien.

Sa gorge se serra douloureusement.

— Le lendemain, on a trouvé son corps.

Tate la prit contre lui. Elle referma les poings sur sa chemise, en pleurant. Elle était censée réconforter Tate et c'était elle qui craquait.

— Je sais que tu souffres, mais tu n'es pas seul, Tate, dit-elle d'une voix étouffée. Et tu n'es pas responsable de la mort de ton équipe et des autres victimes. Tu étais dans une situation terrible. S'il te plaît, cesse de te punir.

Ils restèrent ainsi, enlacés, une légère brise faisant voler les cheveux de Madi.

Tate avait laissé un message au bureau de recrutement de l'Air Force, mais on ne l'avait pas rappelé.

Finalement, elle leva la tête pour le regarder.

— Je suis contente que tu sois encore là.

Il soutint son regard.

— Pour le moment.

Il appuya son front sur celui de Madi.

— Tu devrais t'éloigner de moi tout de suite pour t'éviter du chagrin. Je ne te vaux pas. Tu mérites mieux.

Elle le poussa contre la rambarde et l'embrassa. Elle profita de sa surprise, ouvrant sa bouche sur la sienne, et il se sentit fondre. En moins d'une seconde, Madi lui avait volé son souffle et son cœur.

— Si la décision m'appartient, je veux rester avec toi aussi longtemps que je peux t'avoir, déclara-t-elle avec le plus grand sérieux.

16

Le lendemain matin, Tate s'éveilla avec une Madi superbement nue étalée sur lui. Ils avaient refait l'amour la nuit précédente, sachant tous les deux ce que c'était et ce que ce n'était pas. Puis ils s'étaient endormis ensemble. Ce qui ne voulait rien dire, se dit-il pour se rassurer. Si cela se reproduisait, alors il s'inquiéterait.

— Madi.

Elle ronflait doucement, et son cœur se contracta.

— Tu travailles, aujourd'hui ?

Il avait une main sur ses fesses et il les pressa légèrement. Elle se figea et se redressa brusquement.

— Quelle heure est-il ?

— 7 heures.

Il enfouit son visage dans ses cheveux en bataille.

— *7 heures ?*

Elle sauta hors du lit, cherchant frénétiquement ses habits. Savourant ce spectacle, Tate sourit, les mains derrière la tête.

— Où est ma culotte ?

— Sous la chaise. Ou sous mon jean.

Elle se redressa, soufflant pour écarter ses cheveux de son visage, et le regarda, les paupières plissées. Après quoi elle gagna la salle de bains. Cinq minutes plus tard elle sortit, douchée et habillée, l'air troublé.

— Viens ici, dit Tate avec un geste du doigt.

— Non. Si je le fais, nous ne sortirons jamais de cette chambre.

— C'est vrai.

Il rit, se sentant le cœur léger... et heureux.

— J'ai envie de poser ma bouche sur...

— Arrête. Je dois y aller !

— Viens. Ce sera le meilleur moment de ta journée, je te le promets.

Elle hésita, paraissant tentée, avant de foncer vers la porte.

— Au revoir.

Tate resta là un moment, puis son téléphone bipa. Il se leva et consulta ses messages. Il y en avait un du bureau de recrutement de l'armée, un de M. Ryan, un de Mark et un de Brock qui lui demandait s'il avait réfléchi au poste de secouriste volant.

Il fixa son portable, réalisant qu'il avait sans le vouloir noué des contacts dans cette petite ville endormie.

Il se doucha et s'habilla, puis alla faire quelques courses. Ensuite, il appela le service des ambulances pour avoir son emploi du temps, après quoi il travailla sur la Chevelle. Quand il eut fini, l'heure du dîner était passée. Il était trop tard pour rappeler le bureau de recrutement, alors il se rendit en ville, pensant acheter à manger au snack-bar. Mais en passant devant l'hôpital il aperçut Madi à l'intérieur, et sans réfléchir il se gara. Il sortit de sa voiture et entra dans le hall désert du dispensaire. De là, il entendit des voix dans la salle d'examen – Madi parlant à quelqu'un.

Il s'avança un peu. Elle paraissait sur les nerfs, fatiguée et frustrée. Elle avait eu une longue journée, et ils n'avaient presque pas dormi de la nuit. Il savait exactement quoi faire pour la détendre, mais il devait se rappeler qu'il n'avait pas à prendre soin d'elle. Du fait de son propre choix.

Lorsqu'il aurait eu le bureau de recrutement et que ses papiers de réengagement seraient remplis, il quitterait rapidement Wyckford. Et Madi passerait ses nuits avec quelqu'un d'autre. Quelqu'un qui s'occuperait d'elle, qui l'aiderait à se détendre à la fin de la journée. Quelqu'un qui ne serait pas lui. Et cela ne le regarderait pas.

Mais c'était difficile à accepter.

Il entendit Madi se disputer avec M. Martin, qui ne voulait pas prendre ses médicaments. Il s'approcha encore, et alors elle l'aperçut. Son sourire surpris lui fit mal. Il hocha la tête et recula, s'adossant au mur pour attendre.

Quelques minutes plus tard, elle fit sortir son patient et vint le trouver.

— Salut.

Il désigna la porte d'entrée.

— Tu devrais fermer à clé, quand tu es seule.

— Je n'étais pas seule, et on est à Wyckford. Je ne risque rien.

— Pas avec la pharmacie. Quelqu'un de désespéré pourrait s'introduire pour voler des médicaments.

Elle sourit, ne prenant pas sa sécurité suffisamment au sérieux au gré de Tate.

— Qu'est-ce qui t'amène ?

— Est-ce que tu as fini pour ce soir ?

— Oui.

— Bon. Alors je vais te demander une faveur.

Elle rit.

— Laquelle ?

Il se rapprocha d'elle.

— J'ai besoin d'une cavalière.

Il lui prit la main et embrassa sa paume.

— Dis oui, Madi.

Elle saisit son visage entre ses mains.

— Ce sera toujours oui, pour toi.

Le cœur de Tate se retourna dans sa poitrine. Il était formaté pour s'occuper d'urgences ou pour servir dans l'armée. Pas pour aimer.

Surtout pas pour aimer.

Madi n'avait aucune idée des plans de Tate. Il avait passé quelques coups de fil avant qu'ils quittent le dispensaire, mais elle n'avait rien entendu et il ne voulait pas lui dire où ils allaient. Maintenant ils étaient sur l'autoroute, direction Boston. Une fois qu'ils furent arrivés, il se gara devant des boutiques de luxe. Il fit sortir Madi de la voiture et l'invita à entrer dans un magasin de vêtements.

— Quelque chose pour le théâtre, dit-il à la vendeuse.

Puis il se tourna vers Madi.

— Choisis ce que tu veux.

— Ce que je veux ? releva-t-elle, emplie de confusion. Je ne sais même pas ce que nous faisons là !

— La soirée en ville de la vente aux enchères. C'est le dernier soir pour le concert. J'ai pensé que quelques heures de congé te feraient du bien.

Elle paraissait délicieusement déconcertée.

— Les femmes n'aiment-elles pas les surprises romantiques ? demanda-t-il.

Pour la première fois depuis qu'elle le connaissait, Tate semblait mal à l'aise.

— Tu as raison, dit-il. C'était une idée stupide. Allons prendre une pizza et une bière.

Madi savait qu'il se sentait mieux dans le rôle du dur à cuire que dans celui de l'homme romantique, et qu'il aurait probablement préféré une pizza au concert. Pourtant, il avait pensé à elle. Elle savait, au fond d'elle-même, que c'était un adieu. Mais elle voulait cette soirée avec lui. Elle se mit sur la pointe des pieds pour lui chuchoter « Merci ».

Il lui donna un baiser brûlant.

— Prends ton temps. J'attendrai.

Il sortit de la boutique et partit avec la Chevelle.

— Cet homme est fou, dit Madi qui l'avait suivi du regard.

— Follement attentionné, murmura la vendeuse. Que voudriez-vous essayer ?

Une demi-heure plus tard, Madi était vêtue d'un fourreau de

soie rouge qui la rendait incroyablement sexy. Elle voulut voir l'étiquette, mais la vendeuse l'avait cachée.

— Il a dit que vous ne deviez pas voir les prix.

Seigneur.

Quand Madi quitta la boutique, elle se sentait comme Cendrillon. Et son prince sortit de la Chevelle vêtu d'un coûteux smoking qui faillit la faire trébucher sur ses talons hauts tout neufs. Elle l'avait toujours trouvé superbe, dans quelque tenue que ce soit. Mais ce soir-là...

— Waouh, fit-elle.

Il lui prit la main.

— Tu me coupes le souffle.

Elle remarqua alors qu'il la regardait différemment. D'une façon qui la terrifia.

Ils dînèrent dans un excellent restaurant français, qui fit regretter à Madi de ne pas avoir pris une robe d'une taille au-dessus. Le vin lui fit vite oublier son anxiété. Le problème, c'était qu'elle avait les yeux qui se fermaient tout seuls lorsqu'ils partirent pour le concert. Ils s'assirent, le rideau se leva... et elle ne se souvint plus de rien.

Lorsqu'elle se réveilla, le théâtre était silencieux et Tate se penchait sur elle avec un sourire amusé. Elle battit des cils, décontenancée.

— Quoi ? demanda-t-elle.

Son sourire s'élargit.

— Tu ronfles.

— Jamais de la vie !

Elle se redressa, regarda la scène vide et les quelques personnes qui restaient autour d'eux.

— C'est fini ? J'ai tout raté ?

Il la mit sur pied.

— C'est bon. Tu n'as pas manqué la meilleure partie.

— Qu'est-ce que c'est ?

— Attends et tu verras.

Il la ramena à Wyckford. Une fois chez Madi, Tate la déshabilla lentement, et émit un son appréciateur en la voyant nue, perchée sur ses talons aiguilles.

— Tu es la plus belle femme que j'aie jamais vue.

Il la porta jusqu'au lit.

— Je sais combien tu es fatiguée, alors laisse-moi prendre soin de toi, pour changer.

— Je ne suis pas fatiguée. J'ai très bien dormi, au concert.

Avec un rire doux, Tate parcourut son corps de bas en haut, l'embrassant et la mordillant.

— Je propose de faire tout le travail, dit-il. Et je suis prêt pour la meilleure partie.

— Qui est ?

Il mordit légèrement sa lèvre inférieure, puis passa sa langue dessus, lui mettant les nerfs à vif.

— Toi. La meilleure partie, c'est toi.

Le cœur de Madi tressauta dans sa poitrine.

— Moi ?

— Toujours, répondit Tate dans un souffle, avant d'entreprendre de le lui prouver.

17

Le lendemain après-midi, Madi était aux urgences, faisant de son mieux pour ne pas ressasser le fait que Tate partirait probablement bientôt. Elle examinait un patient quand elle reçut un appel de Camilla.

— Je suis au dispensaire, dit la jeune infirmière. Et nous avons un problème.

Madi termina avec son patient et s'empressa de gagner l'aile ouest de l'hôpital.

— Qu'est-ce qui ne va pas ?

— Il manque quatre boîtes d'Oxytocine, répondit Camilla.

Le cœur de Madi sombra.

— Quoi ?

— De quoi tenir un mois.

Elle fixa le placard à pharmacie, en état de choc.

— J'ai déjà prévenu Judith, dit Camilla, un peu penaude. Je ne voulais pas vous causer de problèmes, mais je ne voulais pas non plus ne pas déclarer ce vol. Je n'ai pas ouvert le placard de la journée.

— Vous avez bien fait.

Madi hocha la tête, l'esprit en déroute. Si Camilla n'avait pas eu accès à la réserve ce jour-là, cela voulait dire que la dernière personne à l'avoir fait était *elle-même*, la veille. Sa poitrine se contracta. Il y avait seulement deux raisons de voler de l'Oxytocine :

pour revendre le médicament ou pour l'utiliser. Et les accros étaient assez désespérés pour ça.

Elle retourna aux urgences, abattue, et fut presque aussitôt convoquée par Bud Lofton. Lorsqu'elle arriva dans son bureau, plusieurs membres du conseil d'administration étaient là, dont Judith et sa mère.

— Comment ceci a-t-il pu arriver ? demanda sévèrement Bud.

Madi prit une grande inspiration.

— Nous avons reçu des médicaments hier matin. Je les ai rangés moi-même dans le placard et je l'ai fermé à clé.

Quelqu'un avait volé ces médicaments sous son nez. Un acte commis probablement par une personne qu'elle connaissait, car tout le monde se connaissait à Wyckford.

— Il nous faut la liste des gens qui sont venus au dispensaire hier, pour la police, dit Bud.

— Mais les visites sont censées être anonymes.

— Je sais, dit Judith, seulement là c'est un cas de force majeure. Désolée, je veux la liste d'ici demain matin au plus tard.

— Je vous en prie, insista Madi. Je peux régler ça moi-même. Laissez-moi...

— Le seul moyen de régler cette affaire est de faire confiance à la police, dit Bud. Un vol a été commis et cela engage la responsabilité de l'hôpital. Vous comprenez ?

— Oui, mais...

— Pas de mais, Madi. Ne mettez pas votre poste en péril en rendant les choses plus difficiles.

Le cœur de Madi se serra et elle grinça des dents.

— Et jusqu'à ce que les choses soient réglées, le dispensaire restera fermé, ajouta Judith.

Un autre coup porté à Madi.

— J'ai compris.

Elle parvint sans savoir comment à finir son service. Tout ce qu'elle voulait était rentrer chez elle, mais sa mère l'intercepta sur le parking.

— Que se passe-t-il exactement ? demanda Ellen.

— Que veux-tu dire ?

— Tu es la personne la plus consciencieuse que je connaisse, mon chou. Je pense que tu sais qui est derrière tout ça. Pourquoi ne le dis-tu pas ?

— Maman, honnêtement, je ne sais pas qui a pris ces médicaments. Je veux juste rentrer, maintenant, d'accord ?

Sa mère la regarda dans les yeux et secoua la tête.

— Madi, ce n'est pas ta faute.

— Ah oui ? Le conseil d'administration a pourtant l'air de le penser. Quelqu'un doit porter le chapeau, et comme je gère le dispensaire, je suppose que ce sera moi.

— Sauf si tu trouves qui a volé ces comprimés.

Les émotions que Madi avait réprimées la submergèrent.

— Je ne sais pas ce qui s'est passé hier, mais *c'est* ma faute. C'est arrivé sous ma surveillance. Et ce qui m'ennuie le plus, c'est que quelqu'un que je connais a des problèmes et que je ne peux pas l'aider. Je déteste me sentir impuissante comme ça. Cela me rappelle Karrie.

Ellen la prit dans ses bras.

— Oh ! ma chérie. Tu aurais dû m'en parler. Rien de ce qui est arrivé à Karrie n'a été ta faute. Rien.

Madi enfouit son visage dans l'épaule de sa mère.

— Mais si je m'étais plus souciée d'elle...

— Mon chou, écoute-moi, dit farouchement Ellen. Tu n'avais que seize ans. Et tu n'es pas responsable des actions des autres, tu m'entends ?

Madi lâcha un souffle tremblant.

— Je pense néanmoins que je n'ai pas été à la hauteur. Et je ne veux pas refaire la même erreur.

— Quelquefois, les gens doivent se débrouiller seuls, Madi. Pour trouver leur propre voie. Tu peux les soutenir, mais pas le faire à leur place.

Madi renifla.

— Merci, maman. Mais je veux me battre pour le dispensaire et pour la personne qui a pris ces médicaments, parce qu'elle a besoin d'aide. C'était un acte désespéré, pas un acte malveillant.

Ellen hocha la tête avec réticence. Sur ce, Madi monta dans sa voiture et alla tout droit chez Tate.

Quand elle frappa, il ne répondit pas. La maison était silencieuse. Vide. Elle porta une main à son cœur, se disant que la nuit précédente avait été un adieu. Elle paniqua. Disparaîtrait-il vraiment sans un mot ?

Contrariée et irritée, surtout contre elle-même, elle rentra chez elle, avec l'intention de se mettre au lit, de rabattre les couvertures sur sa tête et de pleurer un bon coup. Elle ôta ses chaussures dans l'entrée et se rendit dans sa chambre en bataillant pour quitter le haut de son uniforme. Mais il se prit dans ses cheveux.

— Zut !

Elle resta là, les bras levés, le visage couvert par l'étoffe, quand deux bras solides l'enveloppèrent. Elle poussa un cri avant d'être attirée contre un torse chaud et familier.

— Tate ?

Il rit doucement.

— Tu attendais quelqu'un d'autre ?

— Je n'attendais personne. S'il te plaît, aide-moi à enlever ce truc.

À la place, il glissa une cuisse entre les siennes.

— *Tate...*

Elle se tortilla et ne réussit qu'à s'emmêler davantage. Elle poussa un juron. En riant, Tate la débarrassa de son haut et la pressa contre la porte.

— Où as-tu appris des mots pareils ?

— Ce n'est pas parce que je vis dans une petite ville que je suis une oie blanche, répliqua Madi, pas d'humeur à plaisanter.

— Compris. Je te cherchais.

Le cœur de Madi brûlait de le laisser chasser ses soucis et ses tourments. Un instant, elle revit le flacon vide de Vicodin qu'il gardait dans sa poche, mais elle rejeta cette idée. Tate ne lui ferait pas ça. Il était quelqu'un de bien, d'honorable. Il était sevré depuis trois ans. Il n'aurait jamais fait une chose pareille.

Ils pourraient en parler plus tard. Pour l'heure, le temps qu'ils avaient à passer ensemble était limité. Trop limité. Entre deux baisers, elle dit :

— J'ai envie de toi.

Dans l'ombre, les yeux de Tate brillaient intensément. Elle l'embrassa encore.

— Mon lit. Tout de suite.

Ils titubèrent jusque dans la chambre et s'affalèrent sur le matelas.

— Enlève le reste, demanda-t-il de sa voix chaude qui lui faisait toujours flageoler les genoux.

Pendant qu'elle achevait de se déshabiller, il se dévêtit aussi. En deux secondes, il fut nu et mit un préservatif. Puis il saisit les chevilles de Madi et tira, la faisant tomber sur le dos. Aussitôt, il fut sur elle.

— Toute la journée, au travail, je n'ai vu que toi.

— Ah oui ?

— Oui. Je t'ai désirée pendant des heures.

L'air crépitait, électrique. Il l'embrassa de nouveau, la caressa. Elle était prête pour lui. Il grogna et s'introduisit en elle d'un assaut puissant.

— Tu es incroyable, dit-il.

Madi le sentait en elle jusqu'au fond de son âme. Elle passa ses jambes autour de sa taille et murmura son nom, ayant besoin qu'il bouge. Il promena les doigts dans son dos, semant une traînée de feu qu'elle ressentit jusque dans ses orteils, l'emmenant sans un mot où elle voulait aller. Elle atteignit un point de non-retour. Tate était tout ce qu'elle désirait. Si seulement il pouvait rester...

Mais cela n'arriverait pas, elle le savait. Alors elle devait se contenter de ce qu'il lui donnait maintenant.

Au cours de la nuit, Tate se réveilla, enveloppé d'une femme toute chaude. Il avait une main dans les cheveux emmêlés de Madi, l'autre posée d'un geste possessif sur ses fesses nues.

Seigneur.

S'il restait avec elle cette nuit, ce serait une nouvelle erreur et il ne refaisait jamais deux fois la même. Avec plus d'effort que cela n'aurait dû lui en demander, il réussit à se lever sans la réveiller. Prenant ses affaires, il referma doucement la porte derrière lui.

Dans le couloir, il laissa tomber ses habits par terre et commença à s'habiller tout en regardant la porte. Il avait envie de retourner la rejoindre.

Ne fais pas ça, mon gars.

Il se rendit compte qu'il n'avait pas sa chemise et qu'il lui manquait une chaussette. Il jura doucement... et se figea quand la porte de la chambre s'ouvrit.

Madi le regarda d'un air ensommeillé, vêtue de sa chemise.

— Tout va bien ? demanda-t-elle.

— Désolé. Je ne voulais pas te réveiller.

— Tu t'en vas ?

— Oui, je... j'y vais.

Il le fallait. Avant qu'il ne puisse plus quitter Wyckford.

Madi baissa les yeux sur ce qui était tombé de sa poche : ses clés, son portefeuille, le flacon vide de Vicodin.

Elle se baissa pour le prendre et regarda la date, qui remontait à trois ans. Finalement, elle le lui rendit en souriant.

— Reste. Juste cette nuit.

Il ne le pouvait pas.

— Madi...

Elle couvrit sa bouche de ses doigts, lui prit la main et le ramena dans sa chambre, dans son lit et dans son cœur tendre et chaud.

18

Le lendemain matin, Tate et Mark allèrent courir après le gymnase.

— Tu as entendu parler de ce qui s'est passé au dispensaire ? demanda Mark alors qu'ils faisaient une pause.

Tate fronça les sourcils.

— Non, quoi ?

— Quelqu'un a volé des boîtes d'Oxytocine.

Le ventre de Tate se noua. Il se rappelait comment Madi avait examiné son flacon de Vicodin.

— Quand ?

— On n'en est pas sûr, mais probablement il y a deux nuits. La police enquête.

Le soir où il avait emmené Madi à Boston. Ce qui signifiait qu'elle savait, la nuit précédente, et qu'elle ne lui avait rien dit. Elle devait penser que c'était lui.

— Madi a des ennuis ? demanda-t-il, la gorge serrée.

— Le dispensaire est fermé jusqu'à ce que les policiers trouvent le coupable. Et selon ce qu'ils trouveront, il restera peut-être fermé. Madi a accepté de porter le blâme, bien sûr.

— Comment sais-tu tout ça ?

— Parce que je suis dans le conseil d'administration de l'hôpital. Les policiers veulent une liste des patients qui étaient là le jour du vol. Madi a refusé, car les services du dispensaire sont censés être anonymes. Mais le conseil a mal accepté sa décision, et cela met en danger son poste d'infirmière urgentiste.

Sapristi. Tate souffla et ferma les yeux.

— J'étais au dispensaire cette nuit-là.

Il sortit son téléphone et vit qu'il n'y avait pas de réseau.

— Je dois y aller.

Sans attendre de voir si son ami le suivait, Tate partit en direction de chez lui. Il fallait qu'il voie Madi. À mi-chemin, il composa son numéro. Elle ne répondit pas.

De loin, Mark lui cria :

— Je sais où elle est !

Il s'approcha.

— Au café avec Luna et Cassie. J'y étais plus tôt, parce que leur gicleur anti-incendie ne fonctionnait pas.

Ils arrivèrent chez Tate. Sans rentrer dans la maison, ce dernier prit les clés de la Chevelle et se mit au volant. Mark s'installa à la place du passager. Ils démarrèrent sur les chapeaux de roues pour se rendre en ville.

Quelques minutes plus tard, ils se garèrent devant le Buzzy Bird. Madi se trouvait au comptoir. Cassie était assise près d'elle, et Luna se tenait en face. En s'approchant, Tate entendit Luna demander :

— Qu'a dit ta patronne, quand tu as donné ta démission ?

Bon sang.

Madi haussa les épaules.

— Pas grand-chose. Ils devaient me mettre à la porte, de toute façon. Je leur en ai évité la peine.

— Je suis désolée, dit Cassie.

— Moi aussi.

— Quels sont tes projets, maintenant ? demanda Luna.

— Je pense que je travaillerai dans un petit cabinet médical et que j'oublierai tout ça.

Tate s'approcha de Madi.

— Tu mourras d'ennui.

Elle pivota sur son tabouret pour le fixer, les yeux brillants de larmes. Tout le monde dans le snack-bar les observait.

— Pourquoi ne m'as-tu pas parlé des médicaments volés ? demanda-t-il.

— Parce que je sais que tu ne les as pas pris.

Tate en resta sans voix. Puis il ajouta :

— Si tu sais que je n'ai pas pris ces comprimés, pourquoi n'as-tu pas donné à la police la liste des gens qui sont passés au dispensaire ce jour-là ?

De la colère s'alluma dans les yeux de Madi. Elle se leva et enfonça un doigt dans son torse, les joues enflammées.

— Parce que tu n'es peut-être pas la seule personne à qui je tiens, par ici.

Elle ne lui avait jamais paru plus belle.

— Madi, dit-il, sachant combien son travail comptait pour elle. Si tu as donné ta démission, c'est ma faute. J'ai profité de toi.

Deux tabourets plus loin, Mark grogna et secoua la tête.

— Ne fais pas ça.

Madi fronça les sourcils.

— Pas quoi ?

— Je dis ce qui s'est passé avec les médicaments manquants, c'est tout.

M. Martin intervint, pointant sa canne sur Tate.

— Taisez-vous, voyou ! Qu'est-ce que vous trafiquez, au juste ?

— J'avoue une faute.

M. Martin frappa le sol de sa canne, le fusillant du regard.

— Non ! Vous n'avez pas le droit d'avouer quelque chose que vous n'avez pas fait. Vous essayez de jouer les héros.

Madi regarda Tate.

— C'est ce que tu fais ?

M. Martin se redressa de toute sa taille.

— C'est moi qui ai pris les médicaments. Pas lui.

— Non.

Une jeune femme se leva. La vendeuse de l'épicerie.

— C'est moi. J'étais au dispensaire pour le contrôle des naissances. Je les ai pris.

— Menteurs, dit M. Ryan, assis au bout du comptoir. Nous savons tous que j'ai un problème. C'est moi.

Toute la ville essayait de se rallier autour de Madi. Tate n'avait jamais vu ça. Luna siffla pour attirer l'attention.

— Hé, j'étais là aussi. J'ai pris les médocs.

Madi jeta un coup d'œil à son amie.

— Tu n'étais pas là.

— Non ! s'exclama M. Martin. Écoutez-moi bien, idiots que vous êtes ! Ne m'obligez pas à vous taper dessus !

Il sortit une petite boîte de sa poche. Une boîte d'Oxytocine.

— Vous voyez ? demanda-t-il en la brandissant triomphalement. C'est moi qui les ai ! Je les ai prises parce que je croyais que c'était pour ma constipation. Et je déteste faire la queue à la pharmacie !

Avant que Madi puisse répondre, il y eut un terrible sifflement et le gicleur anti-incendie se déclencha, arrosant le snack-bar et tous ceux qui s'y trouvaient.

Ce fut un chaos total. Les gens criaient et hurlaient, se poussant pour sortir. Quelqu'un risquait d'être blessé. Madi reçut sur la tête une dinde en papier mâché, une des décorations de Thanksgiving. Elle cligna des paupières dans le déluge pour voir si quelqu'un avait besoin d'aide. Mais *tout le monde* avait besoin d'aide.

Elle inspira et écarta ses cheveux mouillés de son visage. Quand elle abaissa sa main, il y avait du sang dessus. Puis on l'attrapa et on la poussa brutalement vers la porte.

Tate.

— Oublie-moi, dit-elle en luttant pour se dégager. Occupe-toi de M. Martin et de Lucille !

— Toi d'abord.

Il la projeta dehors, puis retourna à l'intérieur pour aider d'autres gens. Madi se dit qu'elle ne pouvait pas rester là. Il fallait qu'elle participe. Alors elle se rua dans le chaos. Les gicleurs continuaient à déverser de l'eau. Elle conduisit plusieurs personnes dehors, et soudain elle rentra dans Tate. Il s'arrêta pour écarter ses cheveux mouillés de son visage et examiner sa joue qui saignait. Une onde de chaleur envahit Madi. Il se souciait d'elle. Cela se voyait dans ses gestes, dans son regard.

Et il allait partir quand même.

Le temps que les pompiers arrivent pour arrêter les gicleurs, tout le monde avait été évacué. Plusieurs personnes étaient assez blessées pour avoir besoin d'aller aux urgences. Madi aida à les trier. Entre-temps, Brock était arrivé.

— Le moins que vous puissiez faire, dit-il à Tate, c'est de considérer ce poste. Vous êtes l'homme parfait pour diriger l'équipage volant. Nous aurions de la chance de vous avoir. Et regardez cette pagaille. Avec nous, ça peut être aussi enthousiasmant, pour un accro à l'adrénaline comme vous.

Tate secoua la tête, puis s'accroupit aux pieds de Lucille. Madi s'approcha et demanda à la dame âgée si elle allait bien.

— Bien sûr, mon chou, répondit Lucille en lui tapotant le bras.

Elle jeta à Tate un regard plein d'adoration.

— C'est un garçon bien.

— Il faut soigner ça, dit Tate en touchant la joue de Madi.

— Ça peut attendre.

Elle s'assit sur le trottoir et laissa tomber la tête sur les genoux, épuisée. Tate passa une grande main chaude dans son dos, puis l'enveloppa d'une couverture de survie. Elle releva la tête.

— Je ne comprends pas pourquoi tu n'as pas confiance en toi. Tu viens de sauver toute la ville.

Il haussa les épaules.

— Probablement pour la même raison que toi, quand tu as donné ta démission. Les vieux démons sont difficiles à tuer.

Elle détourna les yeux et il tira sur sa queue-de-cheval pour qu'elle le regarde.

— Madi, dit-il doucement. Ne fais pas ça, s'il te plaît.

Soudain, c'en fut trop. Le dispensaire, le snack-bar, Tate sachant ce qu'elle éprouvait pour lui et partant quand même. Quand ses yeux s'emplirent de larmes, il la prit dans ses bras et elle enfouit son visage au creux de son cou.

Comment les choses en étaient-elles arrivées là ?

Tout ce qu'elle avait voulu, c'était étendre ses ailes. Vivre pour elle et non pour les autres, pour une fois.

— J'ai tout raté, dit-elle contre le torse de Tate. J'ai toujours désiré être un peu folle, mais finalement je ne fais pas une bonne rebelle.

— Je pense que tu es meilleure que ce que tu crois.

Elle étouffa un rire.

— Je voulais juste quelque chose pour moi, pour une fois.

— Tu le mérites, dit Tate d'un ton convaincu.

Dès le début, il l'avait traitée comme quelqu'un de spécial, pensa Madi. Il avait partagé avec elle son courage, son sens de l'aventure, sa force intérieure. Jadis, elle était en décalage par rapport à ses rêves et ses espoirs. Cela avait changé, grâce à lui. Elle était équilibrée, à présent, mais ce n'était pas suffisant. Et l'aimer n'était pas suffisant non plus, puisqu'il allait retourner dans l'armée. Elle se retrouverait seule, de nouveau. La chose à faire serait d'arrêter les frais avant que ce soit pire, mais comment le pourrait-elle ?

— Tate.

Il la regarda dans les yeux et le temps parut ralentir.

— Je t'aime.

Elle posa les doigts sur ses lèvres quand il voulut l'interrompre.

— Ne t'inquiète pas. Je sais que tu n'éprouves pas la même chose et que j'ai tout embrouillé parce que c'était censé être une simple passade, mais je ne peux plus continuer. Je suis désolée.

— Tu me largues ? demanda-t-il d'un ton bref.

Elle secoua la tête.

— Tu n'as jamais été à moi, pour que je puisse te larguer.

Il hocha la tête et caressa sa pommette du pouce, d'un geste tendre qui fit mal à Madi. Elle allait ajouter quelque chose quand on lui tapa sur l'épaule.

— Madison Michelle Scott.

Sa mère. Elle se leva et Tate alla parler avec Mark et Brock.

— J'ai appris, pour le snack-bar, et je suis venue aider.

Ellen prit le menton de Madi dans ses doigts pour examiner sa joue.

— Tu es blessée ? Et tu quittes ton travail ?

Sa mère la regarda longuement, puis elle hocha la tête.

— Ils t'exploitaient, de toute façon.

— Tu n'es pas contrariée ? demanda Madi, surprise.

— Je suis fière de toi, chérie. Et maintenant il faut que j'invite ton délicieux petit ami à dîner, ce soir. Il a été bon pour toi. Je veux le remercier. Rentre chez toi, prends une douche et mets quelque chose sur ta joue.

Ellen l'étreignit et la poussa vers sa voiture. Madi jeta un dernier regard à la scène. Des pompiers sortaient des objets endommagés du snack-bar.

Au lieu de rentrer chez elle, elle se rendit chez Tate. Poussée par l'adrénaline, la frustration et une peine si vive qu'elle avait l'impression que son cœur s'était fendu en deux, elle fit irruption dans son garage. Il était à son établi.

— Tu vas dîner chez ma mère ?

— Oui, dit-il. C'est un problème ?

— Oui !

— Pourquoi ? Je ne voulais pas être impoli. Et elle a dit qu'elle ferait un pain de viande. Je ne crois pas avoir jamais mangé un pain de viande fait maison.

Madi n'avait jamais souhaité étrangler quelqu'un et le serrer dans ses bras en même temps. Il la tuait. Tournant sur ses talons, elle quitta le garage d'un pas raide, mais Tate la rattrapa et l'attira à lui. Elle sentit trembler son torse et réalisa qu'il riait d'elle.

En poussant un grognement frustré, elle le repoussa et monta dans sa voiture. Mais avant qu'elle puisse fermer sa portière, Tate la bloqua en s'accroupissant à côté d'elle avec une expression indéchiffrable.

— Pourquoi me chasses-tu ?

— C'est un peu fort, venant de toi, parvint-elle à dire, la gorge serrée.

Il l'étudia un long moment.

— Tu ne m'aimes pas vraiment, Madi. Tu aimes cette ville. Tu aimes tous ces gens. Et ils te le rendent bien.

Elle appuya sa tête sur le volant.

— Ne me dis pas ce que je ressens. Je connais mon cœur et je sais que j'irai bien.

— Tu iras plus que bien. Tu es la femme la plus forte que j'aie jamais rencontrée, Madi.

— Je ne suis pas forte du tout. Je croyais que je pourrais sauver tout le monde si j'étais quelqu'un d'assez bien. Que rien de mal ne pourrait arriver à personne.

Tate passa sa main dans son dos pour la calmer.

— Et comment ça s'est fini ? demanda-t-il.

Elle ne répondit pas et crispa les mains sur le volant. Rien ne s'était bien fini. Ni son travail. Ni la façon dont elle voulait que les gens la voient. Ni son histoire avec Tate.

— Tu as fait de ton mieux, dit-il tranquillement. Cesse de porter toute la responsabilité pour les autres. Lâche prise et sois qui tu veux être.

Elle le regarda longuement.

— Et toi ?

— Quoi, moi ?

— Vas-tu suivre tes propres conseils ?

Plutôt que de répondre à sa question, Tate fit sortir Madi de la voiture et la conduisit à l'intérieur. Il lui fit prendre une douche brûlante pour ôter la poussière qui la recouvrait, puis il l'enveloppa d'une serviette et l'assit sur le comptoir. Là, il entreprit de soigner sa coupure.

— Tu t'es déjà réengagé ? demanda-t-elle.

— Pas encore. J'ai laissé un message à mon officier, c'est tout.

— L'action te manque ?

— Quand on est accro à l'adrénaline, on le reste, je suppose.

— Pourquoi es-tu resté si longtemps ici ?

Il la regarda en face.

— Je pense que tu sais pourquoi.

Vivre pour elle-même avait donné de l'assurance à Madi. Elle le démontra en dénouant la serviette qui l'entourait et en la laissant tomber.

Tate s'immobilisa et un frisson sensuel la traversa.

Il relâcha son souffle et glissa les mains sur ses jambes nues. Ses doigts étaient rêches et forts, mais tendres en même temps et elle en frémit, savourant la justesse de son toucher. Il murmura quelque chose contre sa peau et elle l'encouragea à continuer, s'accrochant à ses épaules jusqu'à ce que ses orteils se recroquevillent, jusqu'à ce qu'elle crie son nom, jusqu'à ce qu'il n'existe plus la moindre pensée.

Alors qu'ils étaient étendus dans son lit après leur étreinte, Tate fixa le plafond, essayant de se représenter ce qu'il pourrait bien faire.

— Tate ? murmura Madi d'une voix ensommeillée.

Il passa les doigts dans ses cheveux et se noya dans ses yeux bruns.

— Oui ?

— Je le pensais, quand je t'ai dit que je t'aimais.

Il le savait. Le savait jusqu'au plus profond de son âme.

Après l'accident, il s'était tenu éloigné de tout ce qui pouvait ressembler à une relation. Et cela lui convenait. Du moins l'avait-il cru... jusqu'à Madi.

Tout au fond de son cœur, il avait su dès la nuit de la tempête que son lien avec elle était indéniable et impossible à briser, même s'il aurait souhaité qu'il en fût autrement. C'était arrivé en un instant et n'avait fait que se renforcer avec le temps. Il ne pouvait pas envisager un avenir sans elle, maintenant. Sans lui parler, la toucher, l'embrasser. Elle repoussait la noirceur qui l'habitait. Mais être avec elle était une épée à double tranchant. Parce que chaque minute qu'il passait en sa compagnie changeait sa perception de *tout*.

Avec elle, il envisageait le passé sous un autre angle. Elle le faisait réaliser, ou espérer, que cette nuit tragique sur l'océan n'avait pas été sa faute. Qu'il avait été pris dans des circonstances qui échappaient à son contrôle et qu'il avait fait du mieux qu'il pouvait avec ce qu'il avait. Elle le faisait aussi désirer des choses auxquelles il n'avait pas goûté depuis longtemps – un chez-soi, la famille, l'amour. Elle lui donnait envie de planter des racines et de se faire une vie pour lui. Avec elle. À Wyckford.

Tout son univers avait été chamboulé et cela l'effrayait.

La seule chose dont il était certain, c'était qu'être avec elle lui paraissait juste. Réel.

— Attention.

Il bougea légèrement pour embrasser sa joue enflée, et son poignet foulé qu'il avait bandé.

— Ne te fais pas mal.

Madi sourit, puis se nicha de nouveau contre lui et se rendormit.

Il avait ses cheveux dans la figure, son corps était collé au sien. Elle passait une jambe sur lui, elle avait le nez dans ses pectoraux et une main posée sur son cœur comme s'il lui appartenait.

Il lui appartenait bel et bien. Son âme aussi.

Seigneur. Tout ceci avait commencé d'une manière si inoffensive. Innocente, même. Non, pas innocente. Mais ce soir-là, à la vente aux enchères, il n'avait pas été à la bonne place. Il ne s'était pas senti à la hauteur de sa propre vie, et encore moins de la vie de quelqu'un d'autre. Certainement pas d'une femme comme Madi, qui donnerait sa chemise à un inconnu.

Mais être avec elle le faisait se sentir quelqu'un de bien.

Quelqu'un de digne.

Il n'avait jamais eu l'intention d'être autre chose pour elle que l'occasion de passer un bon moment. Mais même les meilleurs plans pouvaient déraper...

Peut-être aurait-il dû partir en courant dès cette première nuit, mais quelque chose en elle l'avait retenu.

Sans le vouloir, il resserra ses bras autour d'elle. Elle soupira et se blottit encore plus contre lui, sans se réveiller. Elle ne bougea pas non plus lorsqu'il se força à la lâcher et à se lever. Il avait besoin de temps pour réfléchir et pour définir ses prochaines étapes. Mais d'abord, il devait faire autre chose. Et il devait le faire seul.

Madi s'éveilla lentement, pensant à la journée de la veille : la fermeture du dispensaire, sa démission, le chaos au snack-bar, et Tate arrangeant tout. Se montrant réactif sans être étouffant, l'encourageant à parler quand il le fallait et la laissant tranquille autrement.

Elle s'étira, ses muscles délicieusement courbatus.

En vérité, dès la première fois, ce qu'ils avaient partagé n'avait pas été que du sexe, pour elle, mais à l'époque elle n'avait pas su ce que Tate éprouvait.

Elle ne l'avait pas su jusqu'à la nuit dernière.

La façon dont il l'avait touchée, regardée, ses réactions, tout cela avait été faire l'amour de la plus belle et de la plus authentique des manières. En souriant, elle se tourna et tendit la main vers lui, mais il n'était pas là.

Quelque chose en elle se figea.

Elle s'assit et prit son téléphone sur la table de chevet. Il y avait un texto. Elle plissa les paupières, pensant qu'il pouvait être de Tate – il avait peut-être été appelé pour une mission – mais il était de Judith.

Le conseil d'administration a refusé votre démission. Le dispensaire a rouvert. Votre prochain service commence demain à 8 heures. À plus tard !

S'enveloppant dans un drap, elle se mit à la recherche de Tate, en vain. Elle gagna le garage et alluma la lumière. La Chevelle n'était pas là non plus.

La gorge nouée, elle retourna en courant dans la chambre pour s'habiller, puis découvrir ce qui se passait. Il ne pouvait pas partir maintenant. Elle ne le laisserait pas faire. Mais d'abord, il fallait qu'elle le trouve.

Elle venait de mettre ses chaussures lorsqu'elle remarqua quelque chose par terre. Un petit cadeau soigneusement emballé. Elle avait dû le faire tomber de la table de nuit en prenant son téléphone. Elle le ramassa et, le cœur battant, elle s'assit sur le lit pour l'ouvrir. À l'intérieur se trouvait le bracelet qu'elle avait convoité à la vente aux enchères. Elle ignorait comment Tate avait su qu'elle en avait envie. Peut-être l'avait-il entendue parler avec M. Martin.

Des larmes lui piquèrent les yeux. Il avait même ajouté une autre breloque, une minuscule voiture qui ressemblait à la Chevelle. C'était tout ce qu'elle avait besoin de savoir.

La gorge serrée, elle mit le bracelet et décida de continuer à voler de ses propres ailes. Les derniers temps, elle avait fait ce qu'elle avait voulu. Elle était sortie de sa zone de confort. Elle avait mené sa vie à sa guise, et cela avait été plus excitant qu'elle l'aurait imaginé.

Mais comment revenir à l'ancienne Madi ?

Pourquoi y revenir ?

Elle avait mis son cœur en jeu pour la première fois de sa vie et Tate l'aimait, même s'il ne l'admettait pas. Elle refusait de perdre ça.

Pas encore.

Peut-être même jamais, si elle pouvait en faire à sa tête.

19

Tate était assis sur une chaise inconfortable en face de Bud Lofton, président du conseil d'administration de l'hôpital de Wyckford. Il ne s'était jamais senti aussi nerveux de sa vie. De derrière son bureau, Bud le jaugeait.

— Dites-moi pourquoi nous devrions vous engager comme chef de l'équipe de secourisme aérien, dit-il, tenant le CV que Tate avait rédigé à la hâte avant de partir de chez lui. Je sais ce qu'il y a là-dedans, et votre travail pour nous parle de lui-même, mais dites-moi ce qu'il n'y a pas dans ce document. Dites-moi qui vous êtes, Tate Griffin.

Durant toutes ses missions jusqu'à l'accident, Tate s'était épanoui dans son travail. Il croyait en ce qu'il faisait et pensait qu'il était fait pour sauver des vies. Après le crash, il avait perdu une part de lui-même. Sa capacité à se lier. À s'attacher. Sa confiance en ses instincts.

Jusqu'à sa rencontre avec les gens trop curieux de cette petite ville, qui se souciaient de tout et de tout le monde. Y compris de lui. Et avec Madi. Elle avait été la dernière pièce de son âme brisée à se mettre en place.

Il se racla la gorge.

— Je suis un gros travailleur, loyal, sur qui on peut compter. J'ai l'expérience qu'il faut pour diriger cette équipe, et je prévois de la faire perdurer pour servir les gens de Wyckford et des environs. Même si les choses ne seront peut-être pas toujours parfaites, je vous promets de faire de mon mieux dans chaque situation, monsieur.

Bud l'observa avec attention pendant un moment, puis prit un autre document sur son bureau.

— J'ai là une lettre du Dr Brock Turner qui a une très haute opinion de vos capacités comme secouriste. Il vous recommande pour le poste.

Tate hocha la tête.

— Et une autre de l'un de nos pompiers, Mark Bates. Lui aussi fait votre éloge.

Pour la première fois en quatre ans, la poitrine de Tate ne se contracta pas sous l'effet du stress. Il réalisait que ces gens le connaissaient bien et se souciaient de lui, comme lui d'eux.

— Merci, monsieur, dit-il, la gorge nouée.

Depuis l'accident, il avait cru que tenir les autres à distance l'aiderait à oublier et à se garder en sécurité. Mais maintenant, il savait que le contraire était vrai. Être seul n'avait fait que le rendre malheureux.

Il avait connu le bonheur en arrivant à Wyckford. Où il avait trouvé des gens qui se mêlaient de tout et une femme spéciale qui avait détruit les murs soigneusement élevés autour de son cœur.

La mort de Kelly, de Brad, de Tommy et de Trevor compterait toujours pour lui. Mais il devait peut-être commencer par se pardonner. Ses amis ne voudraient pas qu'il souffre éternellement pour une décision qui lui avait été imposée par les circonstances. Ils voudraient qu'il soit heureux. Au fond, il l'avait peut-être toujours su, mais pendant longtemps il n'avait pas eu la tête sur les épaules. Elle l'était, maintenant.

— Inutile de me remercier.

Bud se leva et lui tendit la main.

— Félicitations. Nous sommes heureux de vous accueillir comme un membre permanent de l'hôpital de Wyckford. Le service du personnel vous contactera pour signer les papiers.

Tate sortit de l'entretien plus déterminé que jamais. Il avait remis sa vie professionnelle sur ses rails.

Maintenant, il devait se concentrer sur sa vie personnelle.

En passant devant le Buzzy Bird Café, il vit que le snack-bar était fermé, mais il restait quelques voitures sur le parking. Sans doute des gens qui aidaient à nettoyer.

Le cœur battant, Tate se gara et marcha jusqu'à l'entrée. Au milieu des dégâts, il aperçut Luna, Cassie et Madi près du comptoir, des balais et des serpillières à la main.

Il s'avança et les trois femmes se tournèrent vers lui. Madi se figea, le bracelet brillant à son poignet. Il n'eut aucune idée de ce qu'elle pensait, car son expression était indéchiffrable.

Quelque chose qu'elle avait appris de lui, sans doute.

Madi regardait fixement Tate, retenant son souffle.

Il portait un pantalon habillé et une chemise avec une cravate, ce qui lui donnait l'air très professionnel.

Le cœur battant, elle dit à ses amies :

— Laissez-nous une minute, s'il vous plaît.

Cassie entraîna Luna à la cuisine.

Madi alla rejoindre Tate près de la porte. Elle se sentit devenir brûlante pendant qu'elle le buvait des yeux.

— Tu essayes encore de me sauver ? demanda-t-il lorsqu'elle l'atteignit.

Elle haussa les épaules.

— Je ne peux pas m'en empêcher, apparemment.

— Je n'ai pas besoin d'être sauvé.

Non. Il était fort et plus que capable de prendre soin de lui-même.

— De quoi as-tu besoin, alors ?

— De toi, répondit-il simplement.

— Oh ! fit Cassie derrière le passe-plat. Que c'est beau !

— Tellement beau ! acquiesça Luna.

Madi se tourna et les foudroya du regard jusqu'à ce qu'elles disparaissent.

— Désolée.

Elle se reconcentra sur Tate. Il lui prit la main, entremêla leurs doigts et les porta à son cœur. Madi put le sentir battre sous sa paume.

— Je sais que tu cherchais un héros, dit-il. Mais que dirais-tu d'un homme ordinaire ?

La gorge de Madi se serra.

— Ce serait super. Mais je ne vois pas d'homme ordinaire devant moi.

Le coin de la bouche de Tate se releva. Elle n'allait pas succomber à son charme maintenant, se dit-elle.

— Qu'en est-il de ton réengagement ?

— Je croyais que c'était ce que je voulais, mais je me trompais. Tout ce que je veux maintenant, c'est toi, Madi. Tu me combles. Tu me rends complet.

Des reniflements vinrent de la cuisine. Madi les ignora, même si ses propres larmes lui montaient aux yeux.

— Cela veut-il dire que tu restes ?

— Oui. Bud Lofton vient de m'engager définitivement comme chef de l'équipe volante. Et j'aimerais aussi m'occuper comme bénévole du programme des anciens combattants au dispensaire, s'il continue son activité.

Madi absorba tout ça avec une énorme bouffée d'espoir.

— Il continue son activité.

Tate sourit.

— Sapristi, j'étais tellement stupide, Madi, dit-il d'une voix rauque. Je ne savais que faire de toi. J'ai essayé de garder mes distances, mais mon monde ne fonctionne pas sans toi dedans.

Elle se sentit fondre. Et à en croire les deux gros soupirs qui vinrent de la cuisine, elle n'était pas la seule.

Tate prit sa joue dans sa main et l'embrassa.

— Je t'aime aussi, Madi, ajouta-t-il d'une voix douce. Tellement.

Puis ses yeux s'obscurcirent tandis qu'il murmurait contre ses lèvres :

— Que dirais-tu de sceller cet accord par une bague ?

— Quoi ? s'écria-t-elle en s'écartant. Tu veux te fiancer ? Te *marier* ?

— Tu es tout ce qu'il me faut.

Il lui releva le menton pour la regarder dans les yeux, et elle lut la vérité dans son regard vert et doré. Il caressa sa tempe d'un doigt et fit passer une mèche de cheveux derrière son oreille.

— Le meilleur choix que j'aie jamais fait.

— Oui ! s'exclama-t-elle.

Le cœur prêt à éclater, Madi embrassa l'homme avec qui elle s'apprêtait à passer le reste de sa vie.

Vous avez aimé ce roman ?
Retrouvez en numérique les héros de Wyckford :
1. *Un confrère irrésistible*
2. *Pour le bonheur d'un secouriste*
Et découvrez un nouvel épisode de cette série
dès le mois de janvier dans votre collection Blanche !